大都會文化
METROPOLITAN CULTURE

大都會文化
METROPOLITAN CULTURE

辦公室也能做瑜珈

9 to 5 yoga

上班族的紓壓活力操

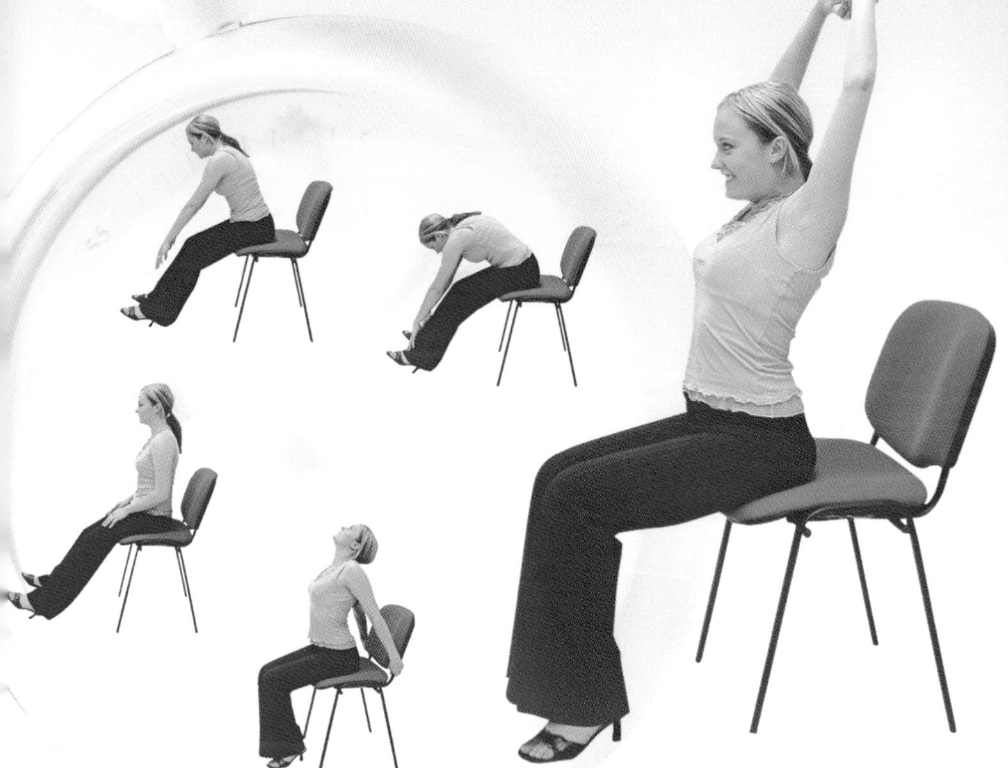

9 to 5 yoga

特別聲明

想要開始執行一項長時間的運動計畫前，最好能先和家庭醫師進行討論，依照自己的身體狀況及需求，選擇適合的運動方式，這樣才能達到事半功倍的效果。

特別是患有高血壓、心臟病等特殊疾病者或懷孕婦女，請勿任意嘗試以免造成身體不適或產生任何問題。

目錄

9 to 5 yoga

9 to 5 yoga

前言

你或許正在納悶，瑜珈和工作有什麼關聯？也或許你是因為好奇，才拿起這本書翻閱，然而西裝筆挺的穿著要怎麼做瑜珈？還是如何在眾目睽睽之下做些伸吐舌頭的怪動作？

其實你不必擔心，本書所教的瑜珈動作不大，甚至根本沒人會發現你正在做瑜珈，但是他們卻能看得出來你的氣色變好、身形益佳，你的工作愈來愈能專注。只是簡單的一些伸展、彎屈、肢體扭轉，和呼吸練習，就能讓你了解如何正確地坐、站和行。

花幾分鐘練習，就能帶來身體長久的益處，只要依照以下的方式練習：

- 每天至少做一次手部和腕部運動，特別是常打電腦的人。
- 每天至少做一次肩膀和脖子運動，久坐辦公室的人尤其必要。
- 若需常盯著螢幕看，則一星期至少做一、兩次眼部運動。
- 久坐辦公室不動的人，每天有空就常做腿部運動。
- 養成每天做一次肢體扭轉運動的習慣。
- 每天一次完整的呼吸運動，可訓練自己的專注力，能減輕工作的壓力。

將這本書放在書桌或是抽屜裡，隨時練習，尤其是當你覺得精神委靡的時候。相信在領會過瑜珈的益處之後，你一定會持續下去。記住，瑜珈人人能做，而且隨時隨地都可以做；而本書特別教導你的，更是適合在朝九晚五的上班時間所做的瑜珈。

瑜珈是什麼？

What is yoga?

簡介

一般人認為瑜珈是一種形式輕柔的身體運動，也比較受到女性的歡迎。而瑜珈的動作並不算多，也不需費很大的力氣，有趣的是，它有很多像是「木」、「山」、「牛臉式」等奇怪的名稱；不止如此，甚至還有看了根本不會唸的名字，像是：「vrksasana」、「tadasana」、「gomukhasana」等。

這些運動或姿勢（梵文稱做asanas）只是瑜珈的一部分而已，其他還包括了呼吸、打坐和飲食方式。瑜珈的終極目標是自我覺察，或了解自己在宇宙中所扮演的角色。為了走上覺醒的道路，身體和心靈都必須維持在健康的狀態，你也應該要能保持專心一意。

要達到完全的自我覺察，必須將羈絆你的東西去除掉；這些東西包羅萬象，通常是你太執著的東西，例如食物、性愛、財物，甚至還有很多人的通病：懶惰。

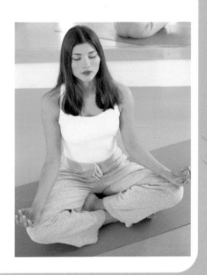

本書內容

瑜珈可以幫助你去除羈絆，導正不均衡的狀態。但這不一定表示你非要達到終極目標不可；也許你只是希望使脊椎更強壯、讓身體更有彈性，或是想要放鬆心情。而好處是你將永遠不會忘記這些知識，並且更進一步地去學習。這些知識包括：不良的坐姿對你會有多大的傷害，或隨意拉筋會造成什麼樣的後果等。因此即使你養成了壞習慣，也能輕易就察覺出來，並知道如何改掉這些壞習慣。好的瑜珈習慣會一直跟著你，在日常生活中，會不斷地提醒你要坐直、要收小腹、要將後頸拉直等。

瑜珈的重點就是找出平衡的健康生活，如果你曾經去上過瑜珈課，你就知道瑜珈動作的重點在於平衡：如果你向右彎身，接下來一定是向左彎；向前傾之後一定是向後傾；做完較劇烈的姿勢之後，接下來就會以安定、寧靜的動作來調和。

將這種平衡的觀念運用到辦公室也是很有用的。在辦公室裡不平衡的例子，就是連續打了好幾個小時的電腦，因爲你一直在重覆手指的動作，所以如果沒有讓雙手放鬆休息，你的身體就會出問題，這就是現在愈來愈常見的「重複施緊傷害」（Repetitive Strain Injury, RSI）症狀。若是你一旦出現了這個症狀就很難治癒，因此預防這種疾病是很重要的。而練習瑜珈可以讓你運用平衡的觀念，來保健自己的身體。

為何要將瑜珈帶入工作中？

簡單的回答就是，這樣可以讓你的工作更有收穫，並能在平常就有效地練習瑜珈，而不需要用到下班時間。在現今的時代，辦公室的工作通常都會坐在電腦前面好幾個小時，甚至是在不太理想的環境中：如狹窄的空間、通風不良的房間、刺眼的照明設備等等。雖然瑜珈並不能使你的辦公桌變大，讓你的電腦速度變快，或帶給你清新的空氣，但它可以改善你對周遭環境的調適力，讓你更能應付龐大的工作量，也更懂得如何紓解現代生活的壓力。

我們的生活變得愈來愈靜態，幾乎什麼事都坐著做：從開車去上班，到上班八小時，還有大部分的休閒活動，甚至去打牌等等。現代的生活方式讓我們愈來愈少用到腿力，而且這已變成一種習慣了，有多少人平常會選擇用手推門，而不從自動門進入？到處都有電動的設備，因此即使是簡單的推或拉的動作，也會讓你覺得是件累人的事。

由於活動力愈來愈低，用來支撐身體的肌肉也逐漸無力，導致腹部下垂、脊椎彎曲、肩膀前傾，這些情況有時候連我們自己都沒有意識到，當我們坐在地上，因爲沒有靠背，而忽然覺得背部疼痛時，才知道身體出問題了。只要在辦公室做一些簡單的動作，不但能紓解工作的壓力，同時還能讓我們身體（還有心理）更健康。

矯正不良姿勢

Counteracting the slump

為什麼你會無法挺直？

- 坐辦公桌
- 為穿高跟鞋，所以重心往前傾
- 胸部很大，導致身體往前傾
- 幾年下來，你的肚子愈來愈大了
- 提著厚重的包包，導致身體傾向一邊
- 開車時下巴向前，後頸緊縮
- 頭往前伸，使得脖子必須用力來支撐頭部
- 肩膀無力，導致身體也向前傾
- 肌肉愈來愈僵硬，不靈活

正確的姿勢習慣是與生俱來的。你可以觀察剛學走路的娃娃，當他們坐在地板上看電視時，他們能夠坐得很直，目不轉睛地盯著電視看。你再觀察看看青少年，當他們也坐在地板上時，卻不太能坐得正，背部總是會像香蕉一樣彎曲。

剛學步的娃娃似乎天生就知道怎樣的姿勢才正確；當他們要撿起玩具時，會將膝蓋彎曲，運用腿部力量來支撐自己的重量，以及他們所要拾起的物品重量。不幸的是，隨著年紀增長，坐姿漸漸不正，也養成許多壞習慣，破壞了老天賜給我們的良好姿勢。

所幸我們一旦了解了正確的坐姿和站姿時，那些對我們有益的知識就會重新回來了。

脊椎

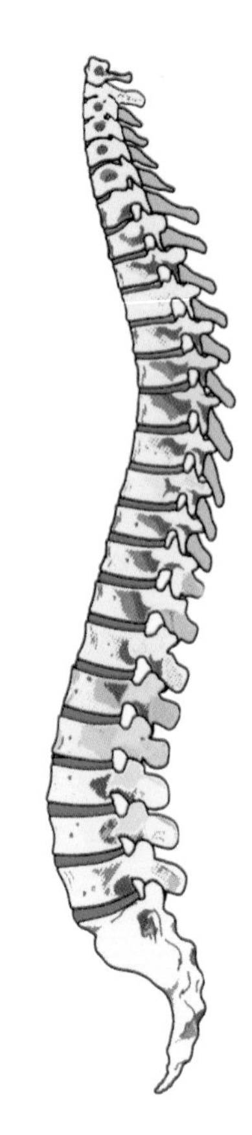

要維持良好姿勢，首先要了解脊椎的構造和作用。脊椎能支撐你身體直立的重量，而且也是頭部的支柱，脊椎可以向前彎、向後彎，甚至還能同時向兩個方向扭動。脊椎還有保護內部脊髓的功用，脊髓是用來接收來自腦部的命令，並傳達到身體各部分。根據瑜珈的理論，脊椎同時也是能量運行的通道，因此其中若有任何阻塞狀況的話，身體就會產生問題。針對這個部分，本書97頁另有詳細說明。

瑜珈有句話說：「一個人的年齡從脊椎就可以看得出。」而長壽的秘訣就是要讓脊椎保持活力彈性。雖然有很多毛病是我們避免不了的，像是關節炎或風濕病等，但我們還是可以靠著規律溫和的運動，不使病痛纏身。

讓我們來檢視一下脊椎，看看爲什麼脊椎那麼重要，以及爲什麼我們需要特別地照顧好脊椎。

造成脊椎彎曲的原因

- **腹肌無力**：因此無法支撐住脊椎，造成下半部的脊椎需要更用力。
- **腹部突出**：可能是因為懷孕，也可能是因為飲酒過量，因此將背部往前拉，讓背部受到扭曲，特別是在站立的時候更為明顯。
- **往後仰**：這是因為骨盆和上臀部被推向前，而上半身為了平衡就往後仰，因此造成腰部的肌肉縮短，只要輕微扭轉或猛然一動，就會因為肌肉緊繃更造成劇痛。
- **背部拱起**：這是因為胸腔受到擠壓，影響到肺部，而出現略微駝背的狀況。若是長期趴在桌上看書或寫字，情況就會更嚴重。

因爲脊椎必須能向四面八方彎曲，所以不能像船的桅杆一樣，由一根堅硬的骨骼做成。爲了要讓脊椎能彎曲運動，它是由三十多塊小骨頭組合而成的，這些小骨頭叫做脊椎骨。脊椎骨彼此之間能夠不互相摩擦，是靠著它們中間的椎間盤來保護，椎間盤是由軟骨組成的，裡面還有膠狀物質，它們就像避震器一樣，當你行走或跑跳時，它可以避免脊椎受到震擊。

你或許會以爲挺直的脊椎應該挺得像槍桿般直，其實你錯了。脊椎天生就有彎曲度，以提供更佳的伸展性，可以防止跑跳的動作對脊椎造成震動。

正確的站姿

良好的姿勢，是身體健康的基礎。你或許認爲知道如何站立有什麼困難的？但你可能會很驚訝，有很多人並不知道正確的站姿爲何。

你的站姿是哪一種？

以下是錯誤的站姿示範，你能找出自己是屬於哪一種嗎？

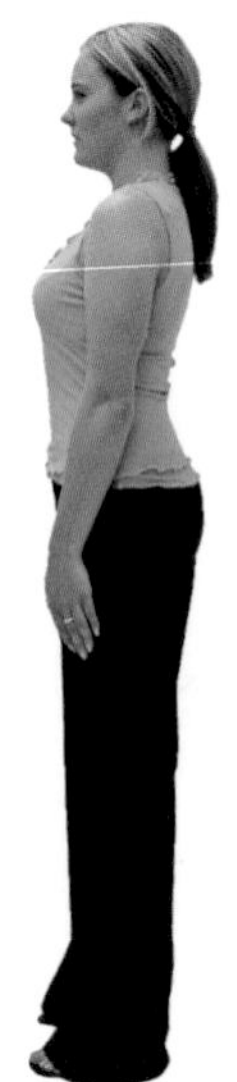

臀部突出型：

常見於穿高跟鞋的女性。他們的重心會往前，骨盆下傾，膝蓋向內縮（就像年輕的體操選手）。腰部太過彎曲，導致背部肌肉緊繃，腹肌無力。

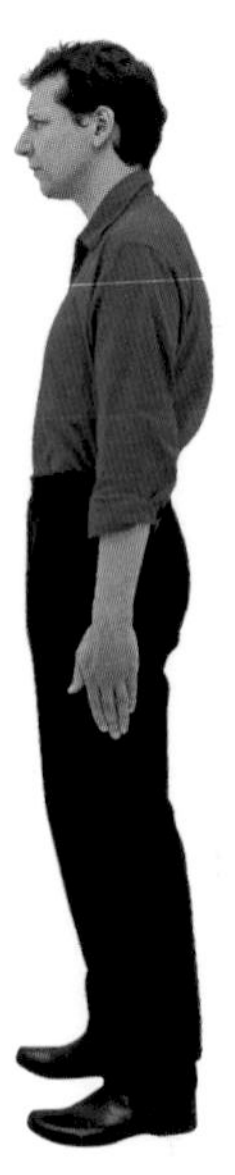

阿兵哥型：

阿兵哥的背脊和身體略顯僵直，導致肌肉太過緊繃，常常只要忽然一扭動就造成肌肉扭傷或拉傷。

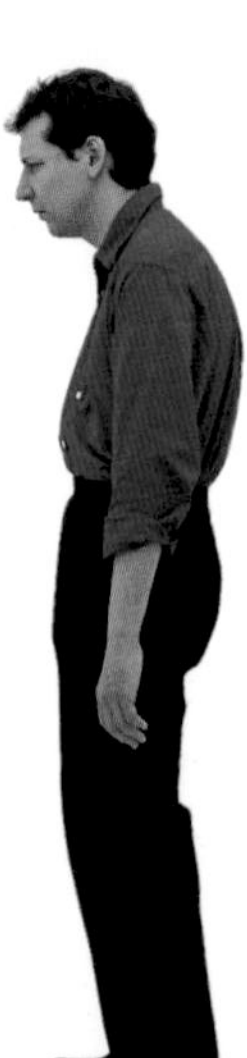

垂頭喪氣型：

這種人習慣將骨盆往前傾，再把手放進口袋裡，然後脊椎向前彎，因此胸部和腹部都受到了擠壓，腹部和肩膀的肌肉也無力。

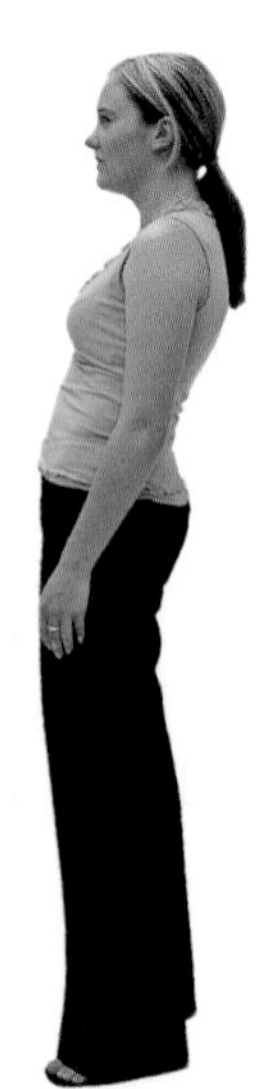

後仰型：

常見於懷孕婦女或有啤酒肚的男性。這種人的肚子往前傾，脊椎下半部也跟著往前，爲了保持平衡，上半身就會往後仰。

導正你的姿勢

你可以按照以下指示來調整你的姿勢。從腳開始，一步一步來，並想像自己從腳底往上拉長。

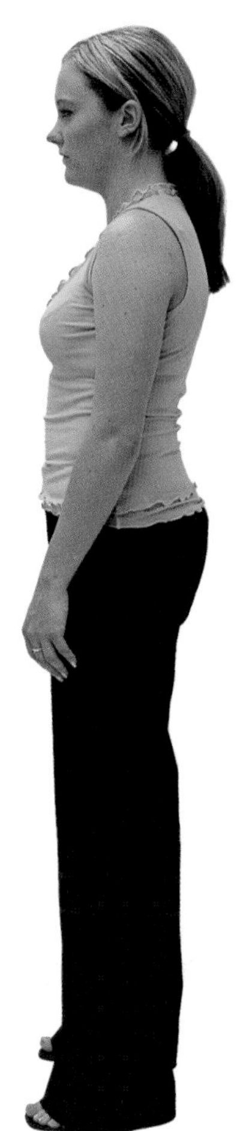

- 雙腳打開與髖部同寬，腳尖向前，兩腿平行。
- 兩個腳底平均分擔全身的重量。
- 感覺自己從腳部往上提起，而不要被全身重量往下拉。
- 膝蓋放鬆，不要往後撐住。
- 感覺大腿肌肉微微往上提。
- 後腰部不要彎曲，想像背後靠著牆，你的尾骨會自動向內縮。
- 腹部肌肉要往內縮，以支撐住脊椎的下半部。你立刻可以感覺到自己更苗條，同時也能感覺到你的脊椎在伸直、往上拉長。
- 肩膀要放鬆，自然垂下，讓兩側肩胛骨聚合，使胸腔擴張，掌心向前可以幫助胸部擴張。
- 後頸拉直，就像背後頂著牆一樣，下巴稍微往下。
- 去感覺你身體最高的頂瑞，也就是你的頭頂，想像一條金線拉著你的頭頂，往上延伸。

以一個簡單的動作就能調整自己的姿勢，沒有用到的身體部位就不要用力。你的嘴巴可以閉著，眼睛張開，舌頭抵著上顎；身體若有太緊繃的地方就放鬆。

骨盆對於正確姿勢的重要性

骨盆就像個盆子一樣，保護著下部器官，包括膀胱和生殖器官，還保護著懷孕婦女肚子裡的寶寶。

骨盆的位置關係到姿勢是否正確。把骨盆想像成一個裝滿水的盆子，如果這個盆子向前傾，水就會往前溢出來，同樣的，你的下部器官也會被拉向前；而身體爲了平衡，上半身就會往後仰。反過來說，如果骨盆往後傾，你的下部器官會往後移，而造成你的腰部也往下沉。

只有骨盆不往前傾也不往後沉，才是正確的姿勢，因爲這樣盆子裡的水才不會流出來。因此不管你做任何姿勢（坐著、站著，或騎腳踏車），都要注意不要讓盆子裡的水流出來，這樣你的骨盆也就能保持正確的位置。

正確的坐姿

你已經了解了身體的一些重要特性，包括脊椎自然彎曲，和骨盆的正確位置，這些知識也能幫助你維特正確的坐姿。

很多毛病的發生，都和長期坐在桌前，而導致的不良坐姿有關係。你一旦了解了正確坐姿，不管你坐在椅子上，坐在書桌前，或盯著電腦時，都可以隨時注意自己的姿勢是否正確。雖然重複施緊傷害（RSI）的症狀，主要是發生在手臂、手腕和手指，但起因很可能是由不良的坐姿所引起的。

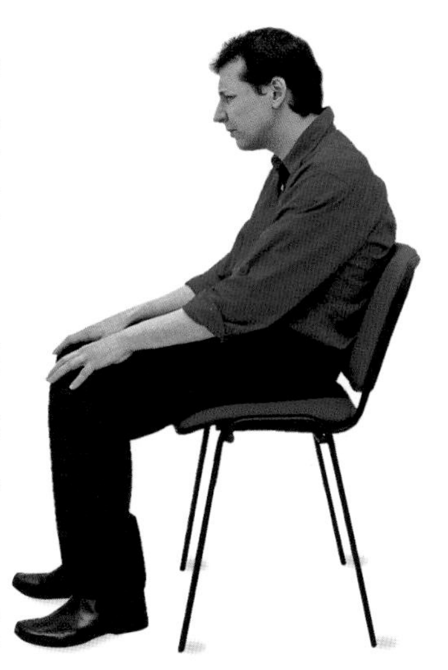

這兩張圖例代表了典型的不良坐姿。上圖是坐得不挺，整個人沉下去了；下圖是因爲椅子太高，整個人往後伸展。

找出你的坐骨

坐的時候必須坐在坐骨上，如果你不知道坐骨在哪裡，或是臀部肉太多而摸不著，你可以照著以下指示來找出：坐在地上，將手掌放在臀部下，臀部可略微張開，然後身體前後搖晃，就可找出那兩塊突出的骨頭。然後把手移出來，繼續去感覺坐骨和地板的接觸。

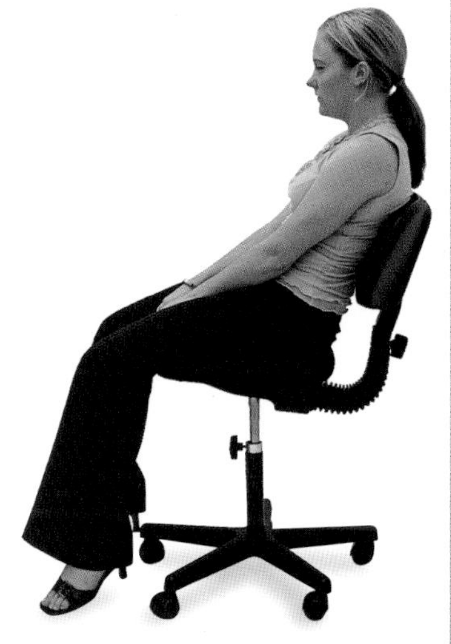

你現在已經可以端坐了。

- 感覺你全身的重量已平均分擔到坐骨上。
- 感覺你的脊椎拉長，好像腰部靠在牆上一般。
- 讓腹部肌肉內縮，支撐脊椎。
- 肩膀放鬆自然下垂，肩胛骨往中間移近，使胸腔擴張。
- 將脖子挺直，彷彿背後頂著牆一樣，眼睛向前直視。
- 下巴自然放鬆，想像頭頂被一條金線往上拉直。

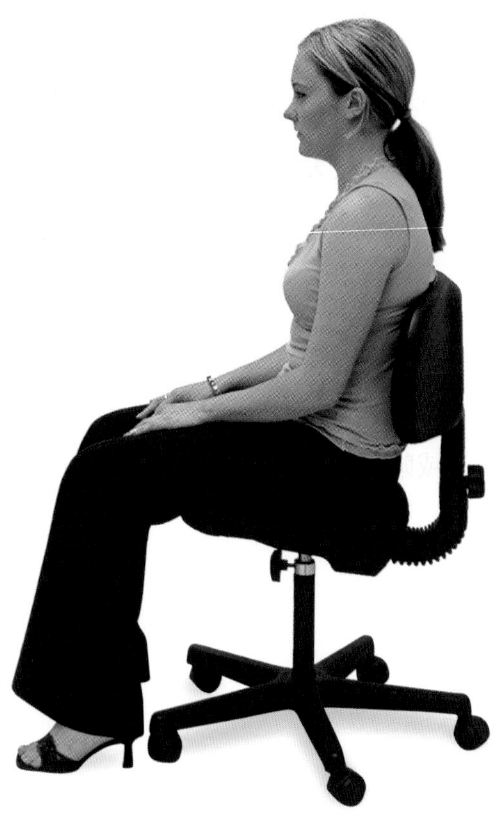
正確的坐姿

搖動骨盆練習

務必確定你的骨盆位置正確，不要讓水從盆子裡流出來。下面的方法，可以幫助你了解骨盆的位置如何影響你的坐姿。

坐在地板上，以坐骨爲支點向後搖，此時你是否感覺到腰部下沉？再向前搖，此時是否感覺到腰部太向前彎曲，導致上半身往後仰？這就是錯誤的骨盆搖晃法。

現在來試試正確的搖晃方法。

照前面的指示正確地坐好，然後將骨盆前後移動一下，好讓腰部放鬆。接著想像那個裝了水的盆子，讓水前後稍微搖晃一下，但不要讓水灑出來。

等到你愈來愈能感覺到骨盆的存在後，不管你是坐著、站著或躺著，隨時都可以做搖動骨盆的練習。

這個練習能有效紓解腰部疼痛。

手臂向前拉

兩手手指互相扣住，手掌向外，兩隻手臂向前伸展。你可以感覺到手臂和肩胛骨往外拉的感覺。

靜止不動，做兩次深呼吸，然後再重覆一遍。

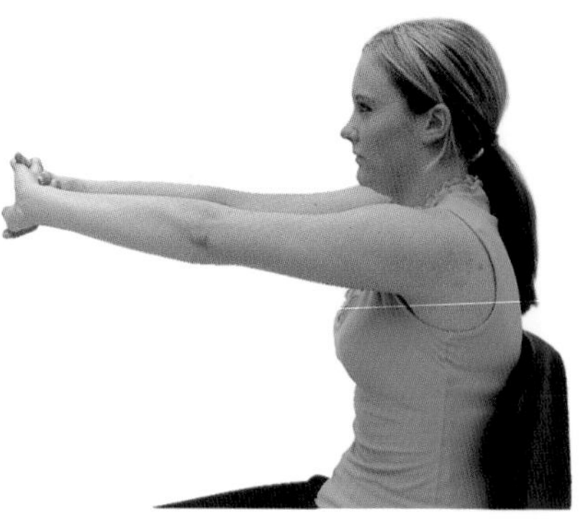

手臂向上拉

兩手手指相扣，手掌往外翻，將手臂往上拉直。靜止不動，做一次深呼吸，放鬆，然後再呼吸一次。重覆做兩次。

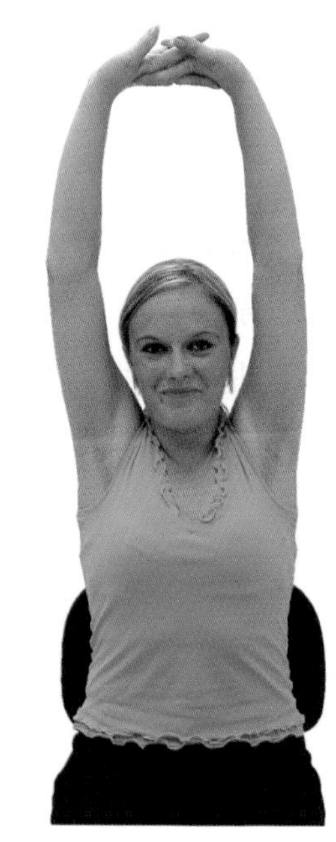

向左右伸展

1 背部挺直，保持坐姿端正，腰放輕鬆。手臂往上伸直，右手握住左手。

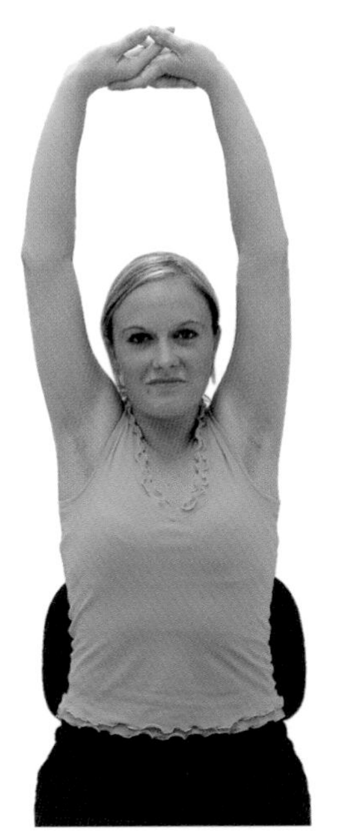

2 將左手臂拉向右邊。不要硬拉，以你覺得最舒服的方式拉直，將胸部稍微往上拉。你可以感覺到左邊伸展的感覺，靜止不動，深呼吸兩次。

然後再換另一邊做同樣的動作。

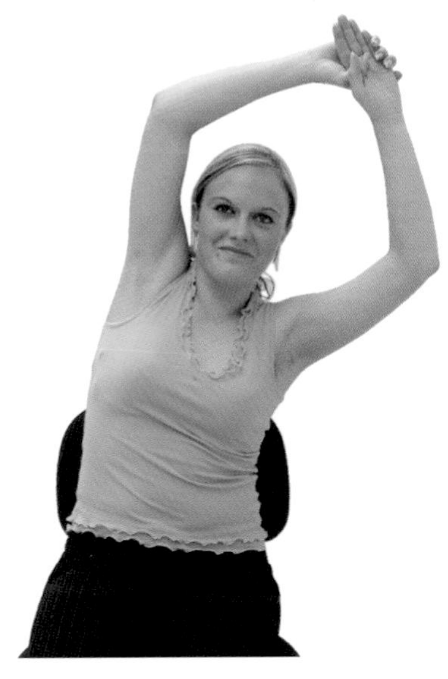

上臂伸展

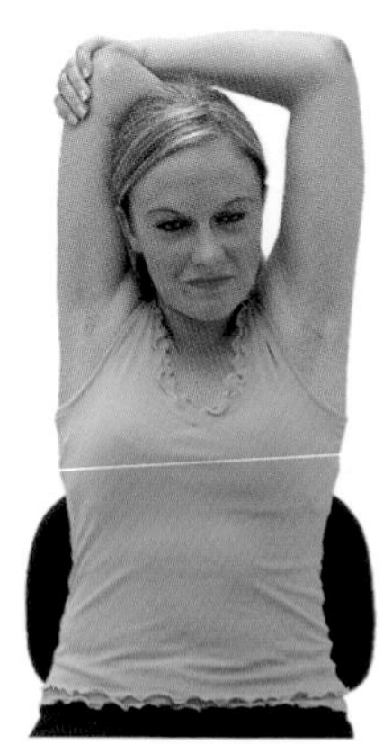

1 左手握住右手的手肘，右手往下垂至肩胛骨之間，讓右手肘靠近後腦部位，你可以感覺到上臂在伸展。

2 靜止不動，持續三個深呼吸（但要量力而爲，不要拉傷）。

另一邊重覆同樣的動作。

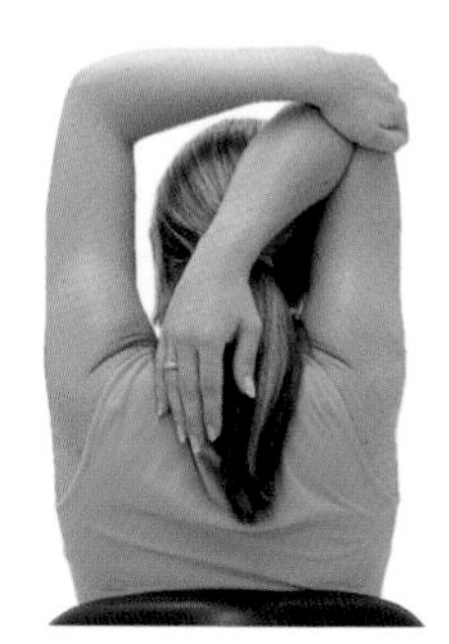

上臂伸展扭轉

1 左手從前面握住右手肘。

2 輕輕地將手肘拉向左肩，頭部慢慢轉向右邊，靜止不動，持續二個深呼吸。

另一邊重覆同樣的動作。

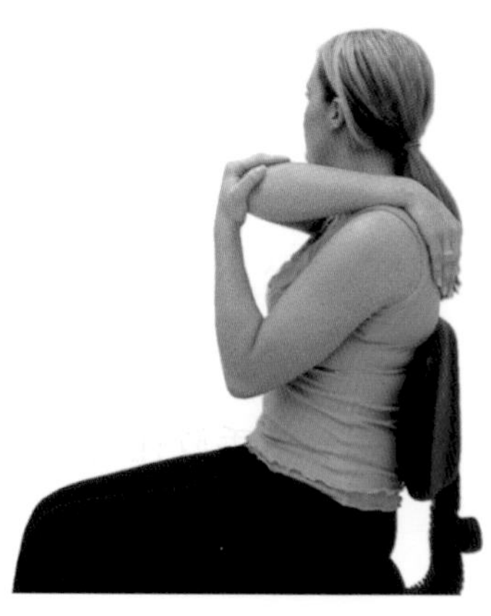

前臂伸展

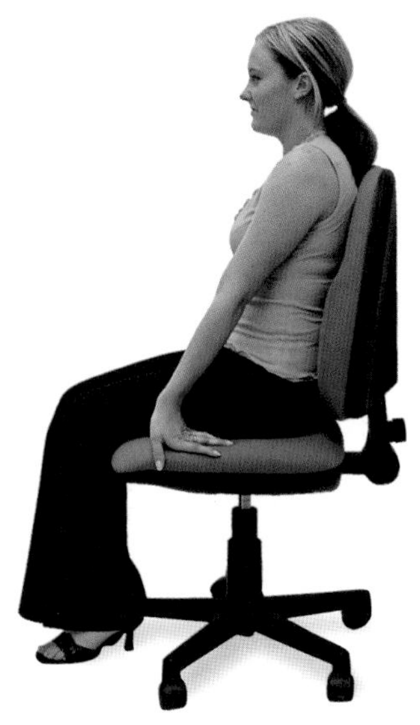

1 將兩手掌放置於臀部兩側，貼平放在椅子上，手指向後，使拇指朝外。

2 慢慢將手臂往後傾，使前臂伸展。

靜止不動，持續二個深呼吸。

腰部伸展

這個伸展操的特別之處，在於它讓頭部往下，使之低於心臟部位，這樣可以讓腦部獲得新鮮血液。但高血壓患者則避免做這個動作。

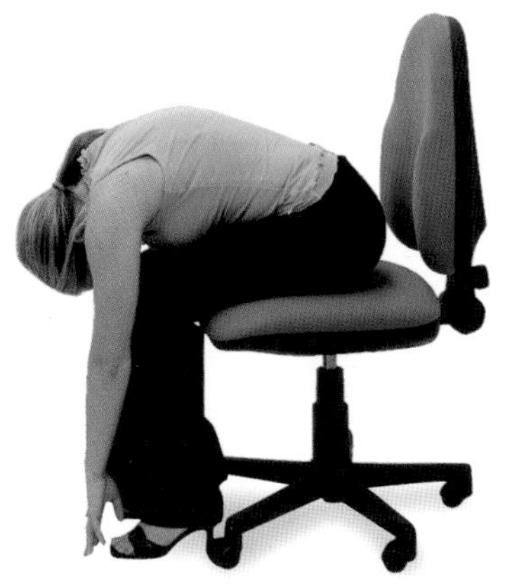

1 身體放鬆，上半身下壓靠在腿上，手臂自然下垂。

2 臀部坐在椅子上，不要讓腰部有任何壓力。

3 靜止不動，持續五個深呼吸。起身時，手放在大腿上，再將身體撐直。

擴胸運動

如果你一天要在辦公桌坐上好幾個小時，這個運動可以幫助你消除肩膀酸痛，而且坐著或站著都可以做。

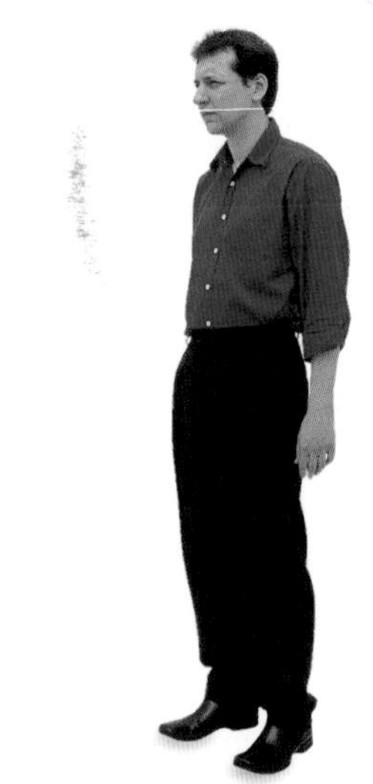

1 兩腳打開平行，平穩地站好。若是坐著，就坐在椅子邊緣，稍微將重心放在腳底。

2 脊椎拉直，感覺像是將腰部平靠在牆上。肩膀放鬆，將頸部伸長（想像你的頸部平靠在牆上，下巴略微放鬆下垂，頭頂是全身最高的部位）。

3 兩手向前面平伸。

4 將手臂移到背部，與肩膀同寬，兩手手指交扣，手心相向。

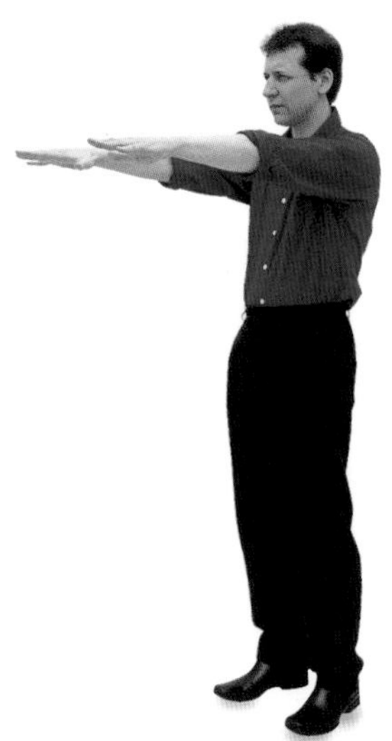

5 深呼吸，將兩邊肩胛骨擠在一起。手肘盡量伸直，想像兩手的手肘就要碰在一塊。如果你是坐著，不要讓椅背擋到你的手。

6 吐氣，開始向前拉長，頭部緩緩向前傾，將脊椎拉直，想像你的頭部漸漸被往前拉。

7 當你的上半身彎至與地面平行時，將你交扣的兩手盡量往上抬；剛開始你會覺得抬起來很困難，但練習幾次之後，這個部位很快地就會放鬆。

8 吸氣，回到直立的姿勢，手放下。再重覆至少三次。慢慢地你會發現你的肩膀和背部愈來愈靈活。

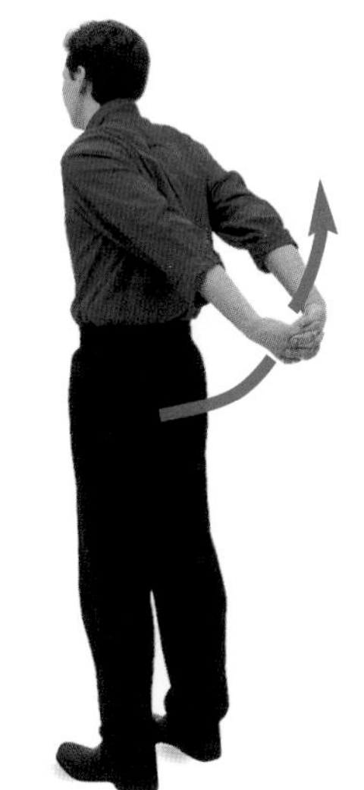

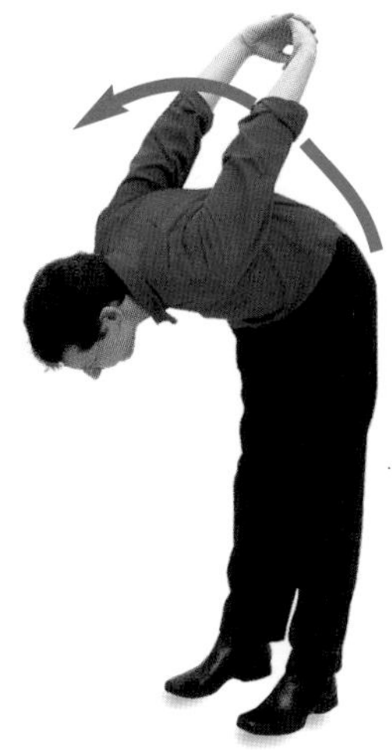

肩胛骨

改善胸圍和胸肌，舒解肌肉緊繃。

1 坐著或站立皆可，將手往兩側平伸，與肩膀同高，手心向下。

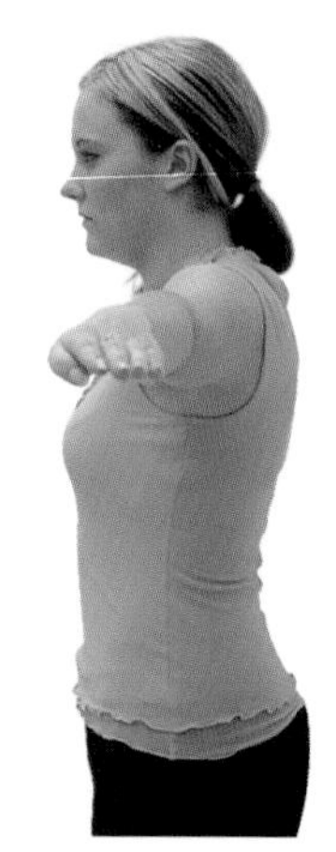

2 將肩胛骨靠緊，彷彿在兩個背胛骨中間夾住一枚硬幣。手臂不要往後移，只要讓肌肉用力；你的手臂和肩膀會自動回到原位。

多做幾次，以消除肌肉緊繃。

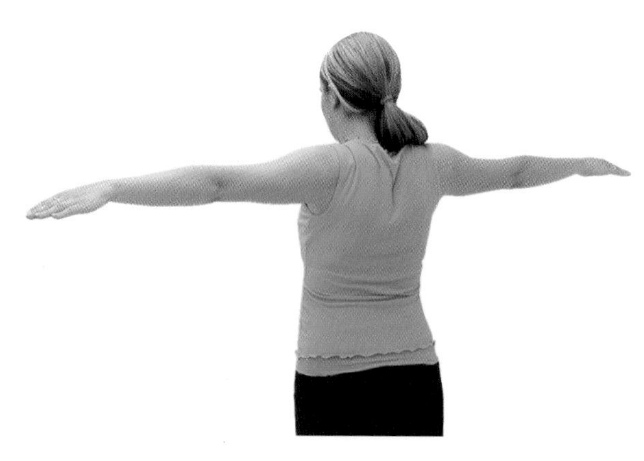

肩膀收縮

可消除頸部、背部和肩膀的壓力，增加肺活量，預防老年人駝背。

1 將手指搭在肩膀上，手肘在胸前彎曲。吸氣。

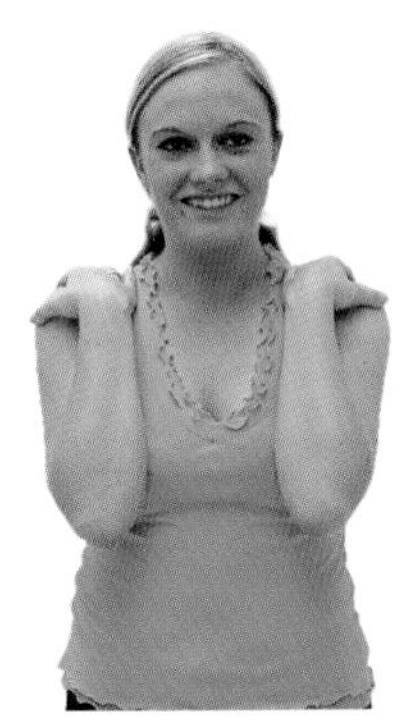

2 吐氣，同時頭往下，讓下巴到達胸部，手肘在胸前靠攏。

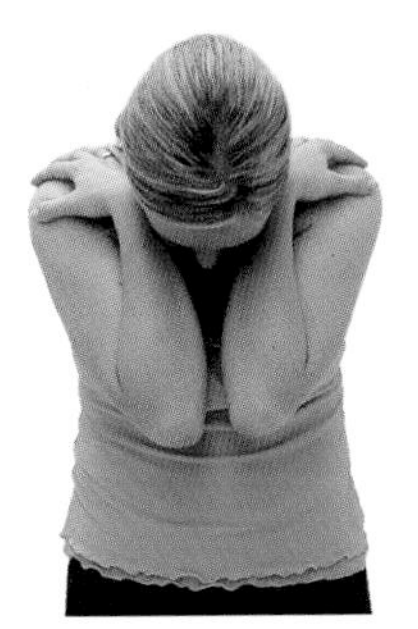

3 吐氣，頭抬高，向後仰；將手肘拉回，盡量往後伸展。

以固定的節奏來進行。重覆十次。

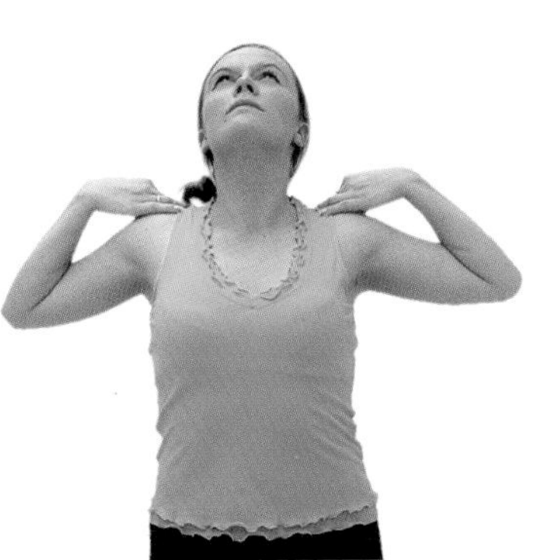

牛臉式

坐著或站立皆可做此運動，可有效治療肩膀和脖子僵硬。

1 坐在椅子的邊緣，兩腳平行相距約一呎寬，腳平放在地上。坐在坐骨上，身體坐直，腰部盡量挺直，就像背後靠著牆一樣。肩膀放鬆自然下垂，頸部伸長，想像頸部抵著牆，下巴微微往下掉，頭頂是身體最高的點。

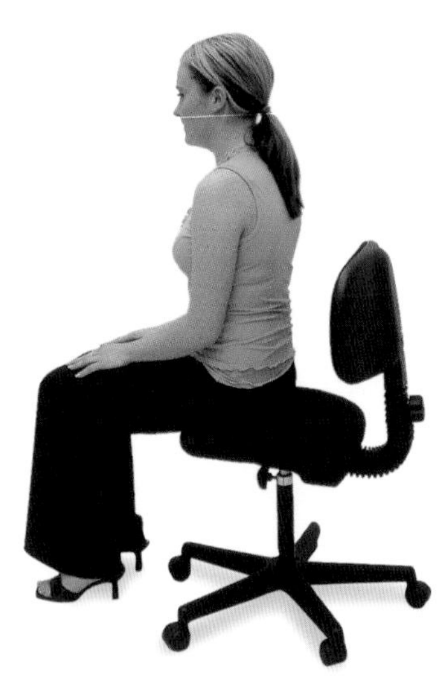

2 將左手放在背後，掌心朝外，盡可能往上伸至肩胛骨中間，可以用右手來幫忙抬高。要讓左邊的肩膀往後垂下。

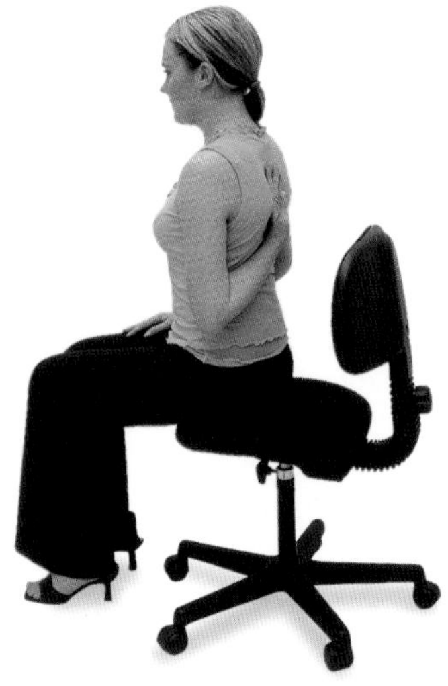

3 吸氣，同時將右手向上舉高，然後在吐氣的同時，放鬆整個右半邊的身體。

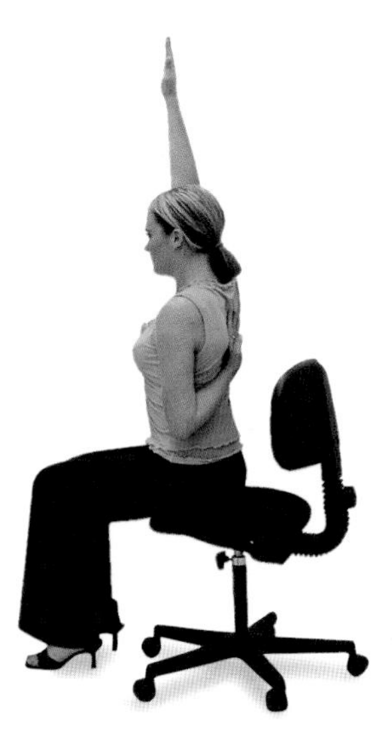

4 吸氣，開始伸展右半邊，從腰部、腋窩、手肘、手腕到手指，往上方伸展。

5 吐氣，同時將右手放到背後，扣住左手手指；肩膀和手肘盡量往後。

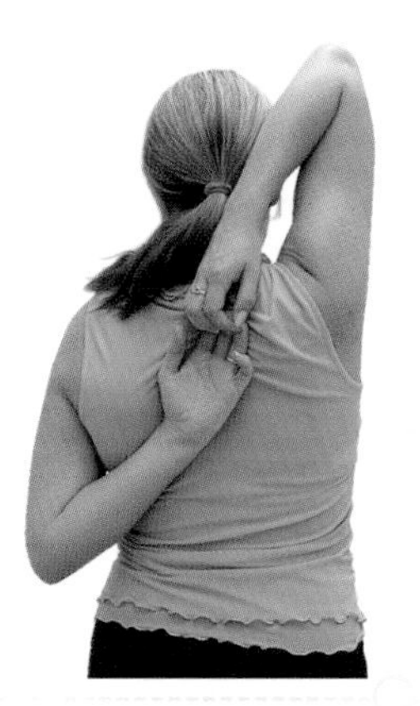

6 保持這個姿勢，做兩次深呼吸，然後將手放開。換另一邊重覆一次。

Tip要訣

如果你的兩手沒辦法碰得到，上面那隻手可以拿著一條領帶、皮帶或領巾，使它垂下來，讓下面那隻手拉著，兩隻手愈靠近愈好，慢慢地訓練肩膀愈來愈放鬆。

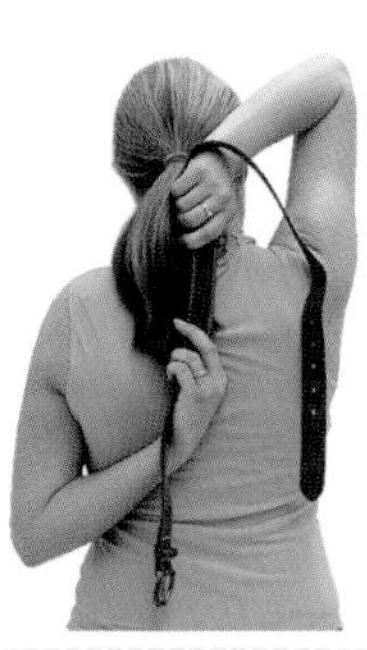

利用椅子做肢體扭轉

我們在日常生活的活動，很少會做肢體扭轉，然而這個動作對脊椎很有幫助，值得我們每天固定做。我們可以把肢體扭轉看成像是把一塊濕海綿擰乾一樣，只要脊椎再度伸直，健康的血液奔流至整個脊椎，達到所有神經末梢，所有臟器也像被擰過一樣。

記住，這個動作兩邊都要做，甚至你可以做兩次扭轉，將脖子和頭往反方向再轉一次。
做這個動作必須坐在沒有把手的椅子上。

1 側面坐在椅子上，左邊的臀部靠緊椅背，臀部盡量坐滿整個椅子。要注意自己是否坐直，腰部像靠著牆，肩膀放鬆，自然垂下，頭部伸直。

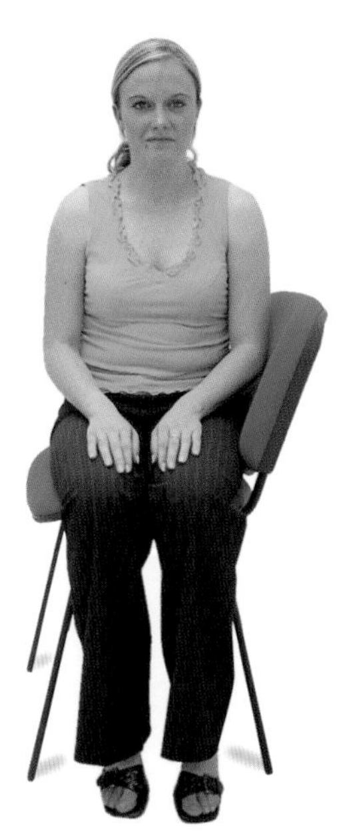

2 吸氣，轉身面向椅背，手握住椅背兩邊。感覺脊椎從下往上扭轉，試著讓肩膀與椅背平行。

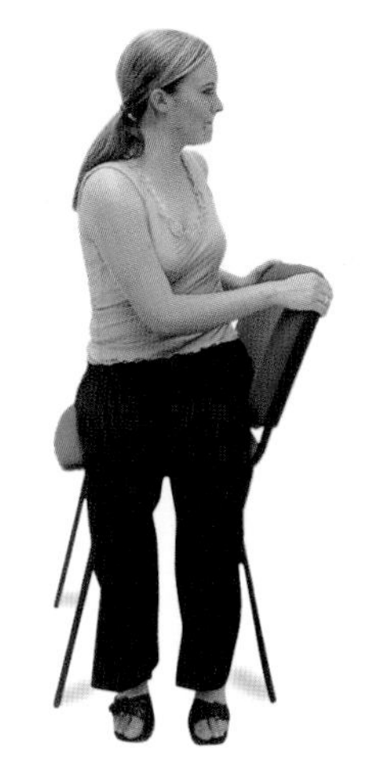

3 以這個姿勢靜止不動，吐氣，頭也往同方向轉，你的手可以稍微用力推椅背，讓身體盡量扭轉。

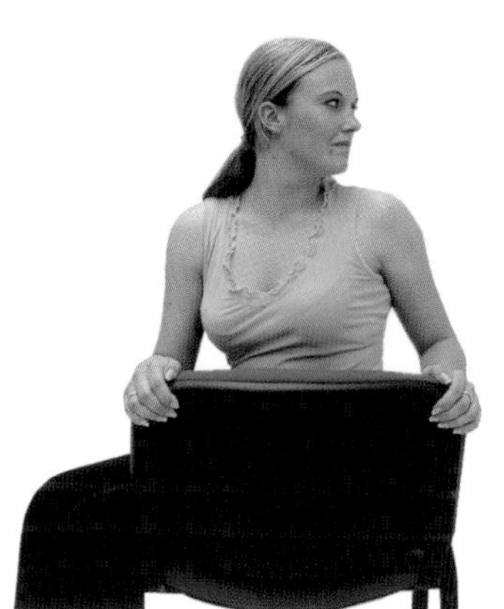

4 吸氣，慢慢將頭往反方向轉，脊椎保持正直不動，只有頭和脖子動。

重覆另一邊動作，將右邊臀部靠在椅背。

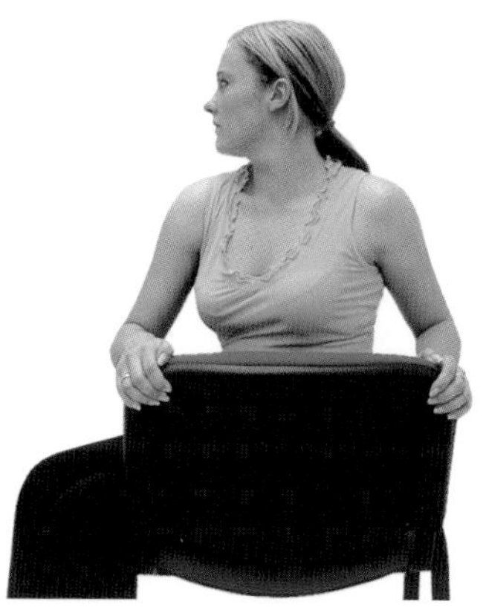

塑胸運動

如果這個動作做得正確，上胸圍會有伸展的感覺。

1 坐在椅子上，兩手指相扣，手放在腦後。

2 深呼吸，同時將手舉高，手肘伸直。

維持這個動作，直到兩次呼吸後才結束。

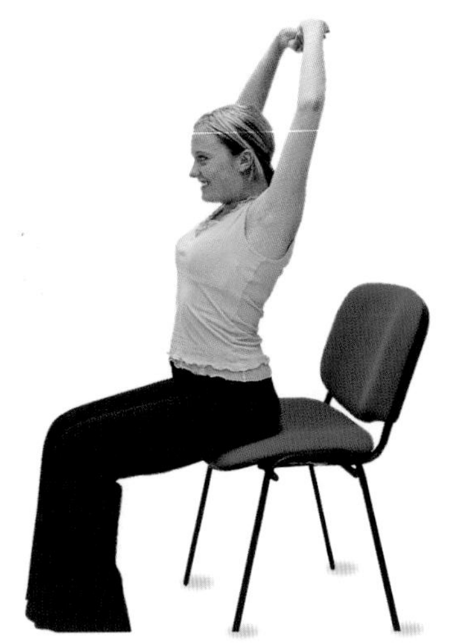

擴胸運動

1 坐在椅子的邊緣，雙手抓住椅背的邊。

2 吸氣，將胸部向上挺，頭部微微往後仰，想像脖子後墊著一個捲筒衛生紙。

3 保持這個姿勢，同時呼吸二次，可以感受到自己的胸腔正在擴張。

4 吐氣，同時回到原來的姿勢。

重覆這個動作兩、三遍。

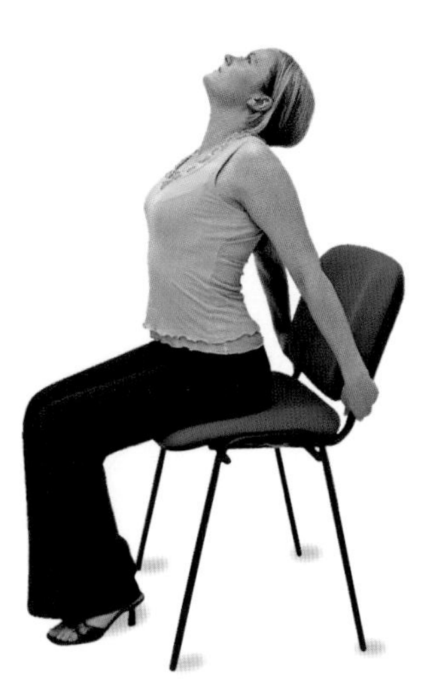

坐姿前彎

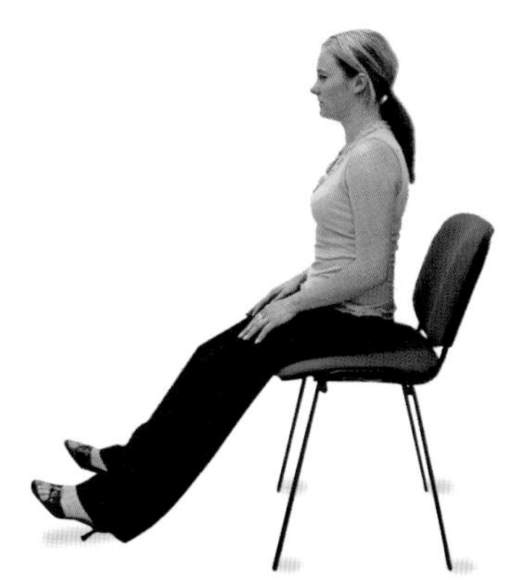

1 坐在椅子上，不要坐得太裡面。腿往前伸直，腳尖翹起，腳跟觸地。

2 吸氣，上半身緩緩向下，腰部彎曲，手臂跟著動，頭部和脊椎保持平行。

3 當氣吐完時，保持靜止一下子，不要急。

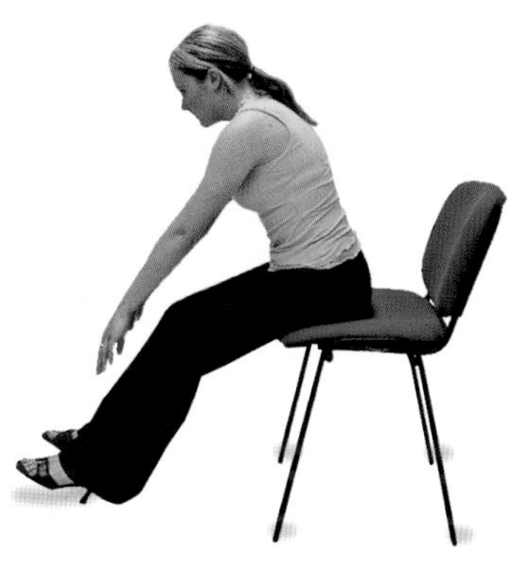

4 再吸氣，注意力放在腰後脊椎上。吐氣，上身繼續向前彎。

5 當你彎到最低處時，放輕鬆，做個深呼吸。

6 吸氣，身體回復原來的姿勢，感覺你面前的空氣推著你起來。

重覆這個動作一、兩遍。

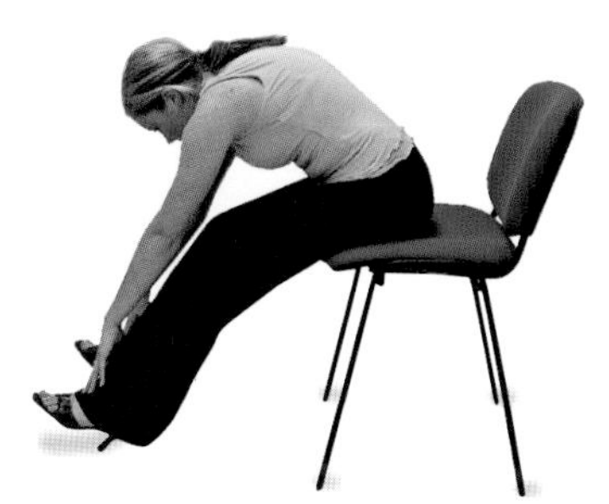

脖子、肩膀和背部

Neck & Shoulders & Bac

肩膀放鬆自然下垂

如果你不知道你的肩膀應該怎麼放才對，試試以下的動作。

這個單元的所有動作，可以站著做，也可以坐著做。

如何站立

1 雙手各拿一瓶罐裝飲料，然後依照第19-20頁的指示站立。

2 挺胸，感覺肩胛骨被易開罐的重量往下拉，體會一下胸部擴張的感覺。然後把易開罐放下，看看自己是否還能記得剛剛肌肉是如何運動，才讓肩膀達到那個位置的？每當你發現自己的手臂不自覺地往前傾時，就再拿起易開罐，去回顧肩膀的感覺。

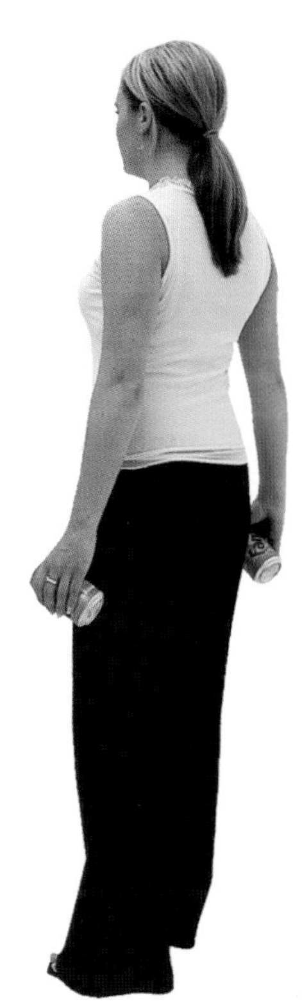

頭部上下擺動

連接四肢和身體器官的神經，會通過頸部，因此頸部和肩膀往往會成為壓力的中心，尤其是經常坐在辦公桌前的人。

1 先將頸部伸直，讓它放鬆，下巴微微內縮，吸氣。

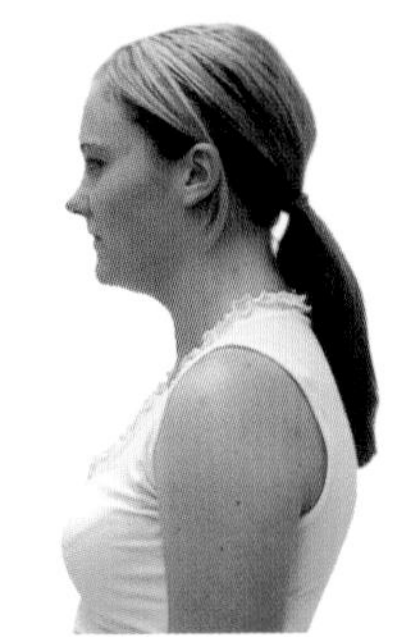

2 吐氣，頭垂下，下巴靠近胸前，感覺頸部在伸展拉直。

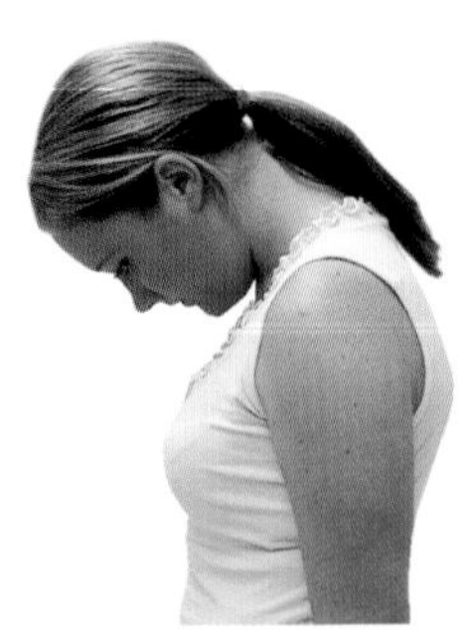

3 吸氣，頭緩緩抬高，不要用力讓頸部喀喀作響，想像脖子後面枕著一個捲筒衛生紙，感覺脖子在拉直。

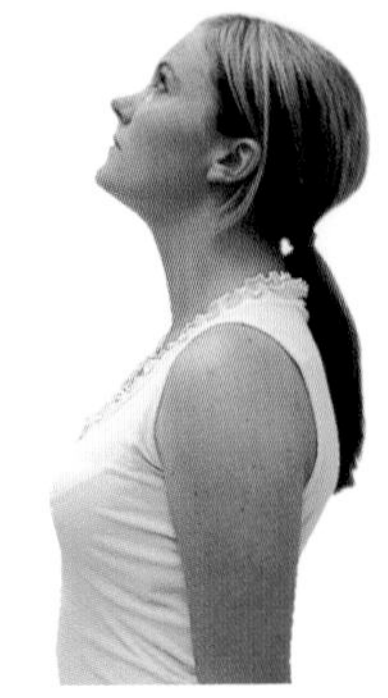

持續作四次，頭部垂下時吐氣，抬高時吸氣。

頭部左右擺動

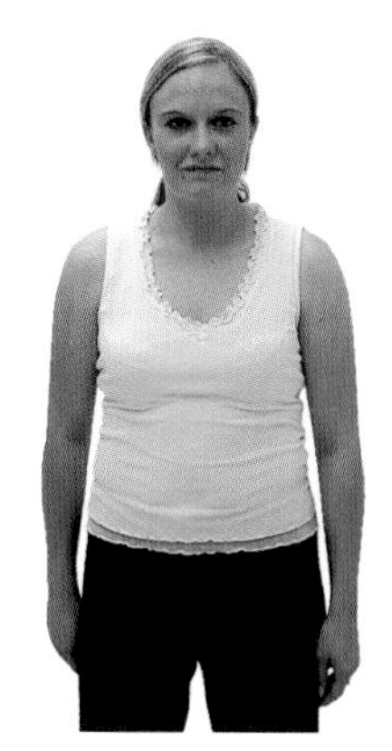

1 先將頭部伸直，放鬆，下巴微微內縮，吸氣。

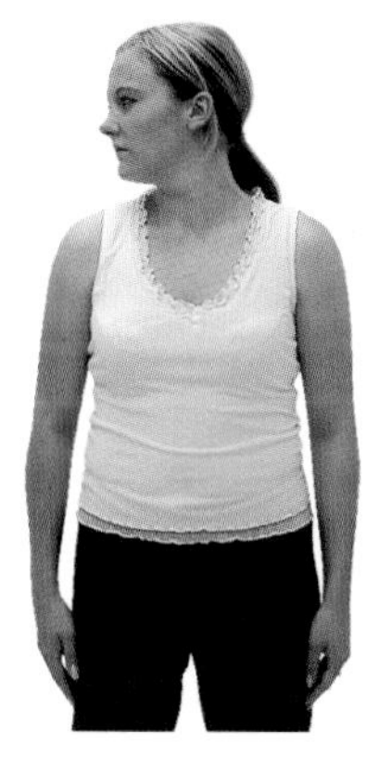

2 吐氣，頭緩緩向右轉，肩膀放鬆，自然下垂，只有脖子和頭在動。吸氣，頭轉回正前方。

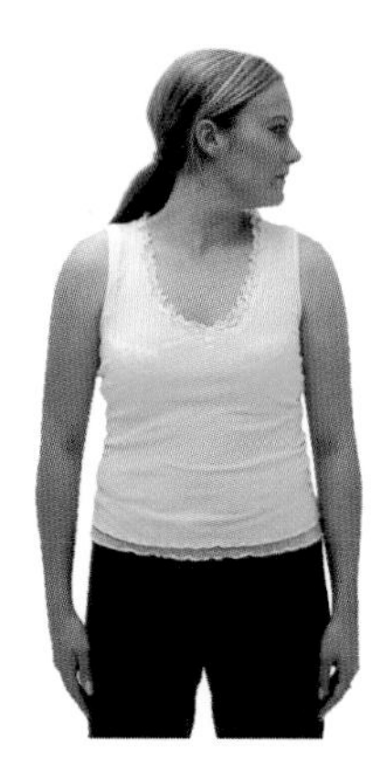

3 吐氣，頭緩緩向左轉，吸氣，再轉回正前方。

每邊持續作四次，頭向左右轉時吐氣，轉到正前方時則吸氣。

頭部側彎

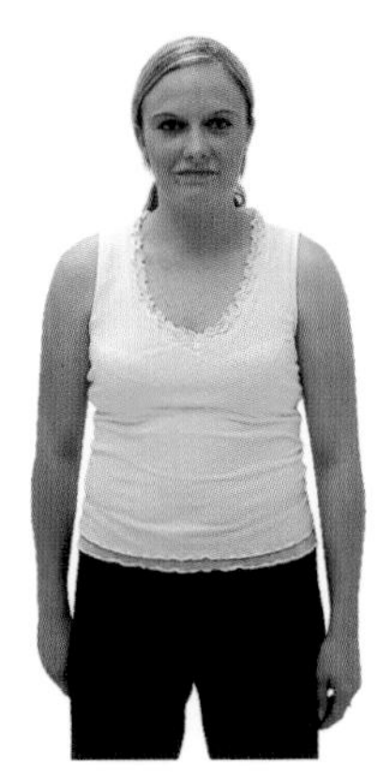

1 先將頭部伸直，放鬆，下巴微微內縮，吸氣。

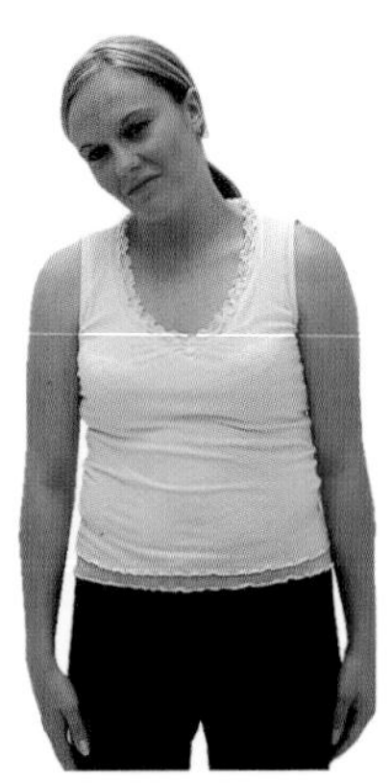

2 吐氣，頭部往右邊肩膀側彎，感覺脖子左邊在拉直，不必硬要將肩膀抬高去碰到耳朵。吸氣，同時頭部回到原位。

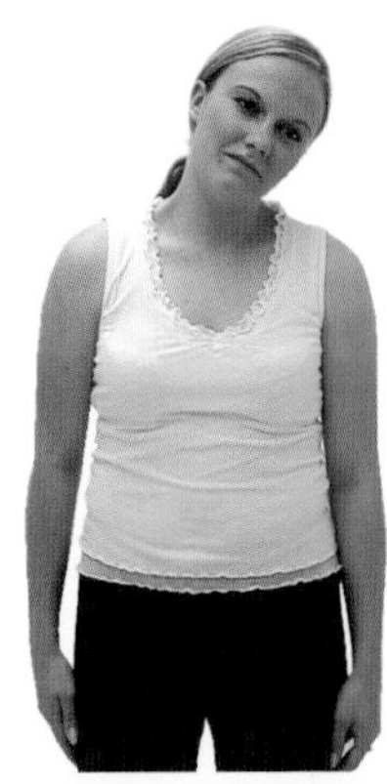

3 吐氣，頭往左側彎，感覺脖子右邊在伸展。吸氣，同時頭部回到原位。

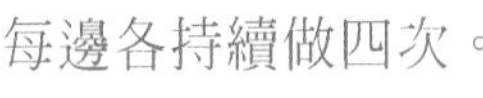

每邊各持續做四次。

頭部轉圈

1 先將頭部伸直，放鬆，下巴微微內縮，吸氣。

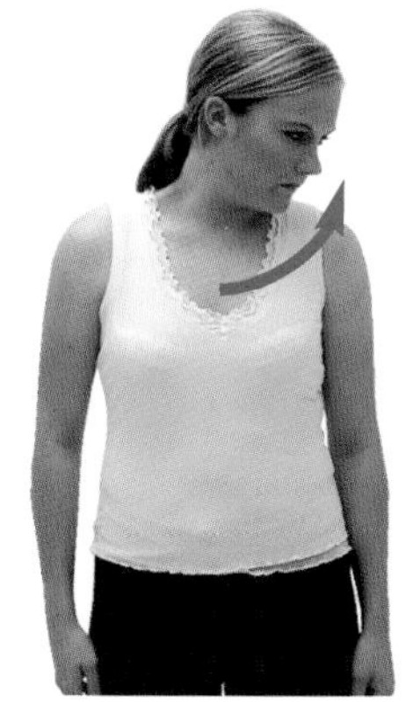

2 吐氣，頭往胸前垂下。

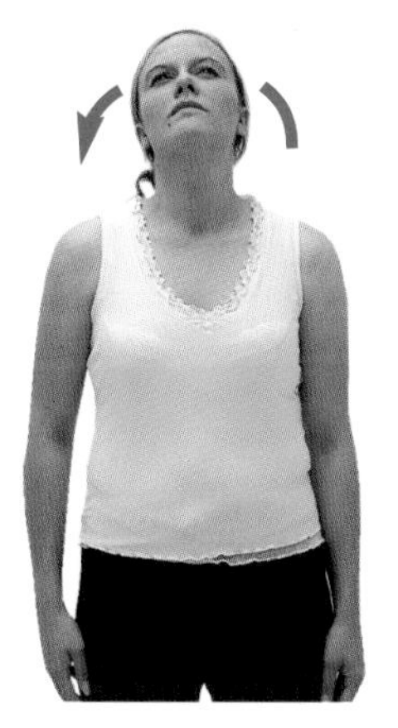

3 開始轉三個圈圈，然後往反方向再轉三個圈圈。

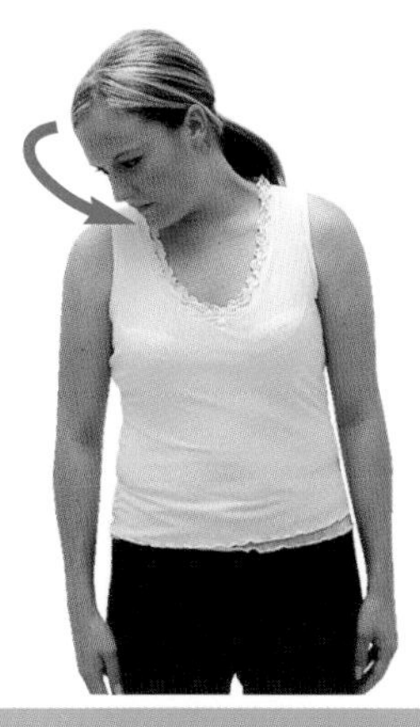

頭轉到後面時，不要太後仰，想像有個捲筒衛生紙墊在頭後。

肩膀繞圈

1 先將頸部伸直，放鬆，下巴微微內縮，吸氣。

2 肩膀往前繞三次大圈圈。

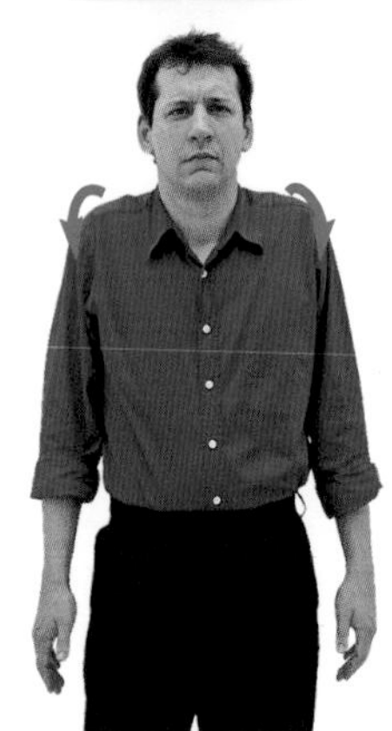

3 同樣地，再往後繞三次大圈圈。

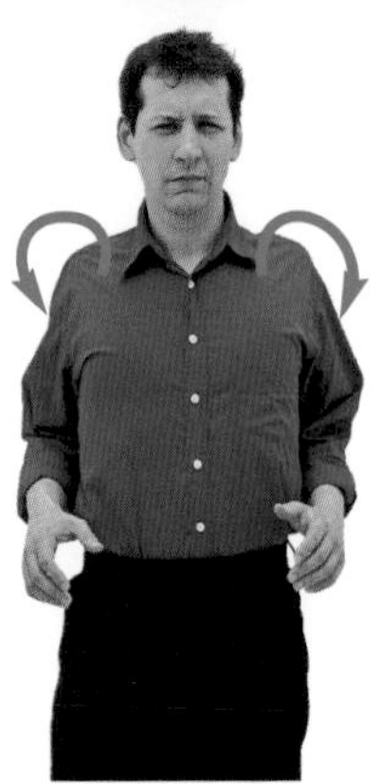

手的能量

The energy of the hands

手的能量

瑜珈的意義，在於找出你生命中最健康的平衡狀態。你或許無法改變你的生活方式，就像你的工作若必須連續坐在電腦桌前好幾個小時，你不太可能改變這種狀況，但是你可以改變你的工作習慣，讓身體有機會能適應這種壓力大的生活方式。你必須和你的身體一起合作，以紓解工作壓力，這樣能讓工作更有效率，同時也不會犧牲身體的健康。

人類天生就不適合每天以同一個姿勢坐上好幾個小時，並用手指在鍵盤上做了幾百萬次的小動作。這點一定要記住，尤其是那些工作壓力大到必須犧牲身體健康的人。

重複施緊傷害（RSI）

你可能聽過有人（甚至你自己）罹患了「腕管症候群」(carpal tunnel syndrome)，或是更廣義的「重複施緊傷害症」，這包括了網球運動員常見的手肘發炎。不一定只有常打電腦的人才會得到這個病症，只要是一整天內，長時間使用手部，一再重覆同一個動作的人，都有可能出現這種毛病，從音樂演奏家、美髮師，到電線裝配工等不一而足，而且這種症狀一旦出現，可能一輩子都會跟著你，即使你能控制住這個毛病，你也很難根治它。至少有一點是值得慶幸的，就是這個毛病是很容易預防的。

別忽視重複施緊傷害症所發出的以下警訊：

- 手指、手部、腕部和手臂所發生的任何不適感，包括：刺痛、麻痺和無力。
- 在手指、拇指、手腕、手肘和手臂突然出現劇烈的疼痛。
- 出現手肘發炎或肌腱炎。
- 無法完成日常生活中的簡單動作，例如扣釦子、扭開瓶蓋、刷牙或關門等。

重複施緊傷害症的成因

造成重複施緊傷害症，或腕管症候群的原因，我們還無法完全了解；一般認爲是貫穿前臂到手的中央神經受到壓迫，這條神經穿過手腕的「管道」，這個管道是由腕骨和韌帶所組成的，連接手指骨和拇指骨的肌腱也貫穿其中。若不斷地在這個區域用力緊縮（像是以不當的方式抓住手臂和手部），那麼肌肉和肌腱同時都會受到壓迫，影響血液循環，造成小撕裂傷，最後會變成發炎。這些問題如果沒有好好處理，沒有讓這個區域受到充足的休息，小創傷就可能會造成血液循環不良，最後導致更嚴重的傷害。只要加諸一點點的壓力，就足以讓你原來積弱不振的上半身雪上加霜，而嚴重的傷害就這樣造成了。

如何預防重複施緊傷害症

要避免這類傷害最主要的關鍵，就是了解正確姿勢的重要性。你或許擁有世上最具效率的辦公室設備，但倘若你不了解你爲何需要這些，很可能你就無法正確使用這些設備。

同樣地，你也需要了解你的身體。你的身體功能並不適合鎮日坐著，眼睛盯著螢幕，你一定要不時地休息，活動一下，偶爾做些特別的扭轉運動，並讓眼睛放鬆。

以下要點請你務必記住。你可以寫在卡片上，貼在你的螢幕上，隨時警惕你。

你的柔軟度

以下動作可以讓你知道你身體的彈性有多大。

1 兩手掌在胸前合併，就像在念佛或禱告一樣。

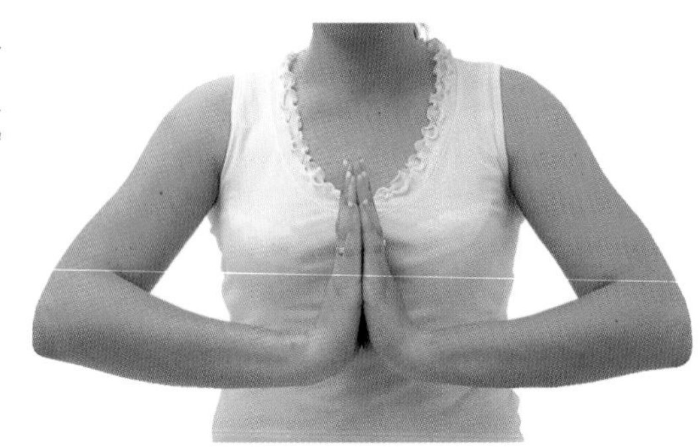

2 兩手的手指互相推擠，你的手指和手掌應該會輕易地彎成一個角度。

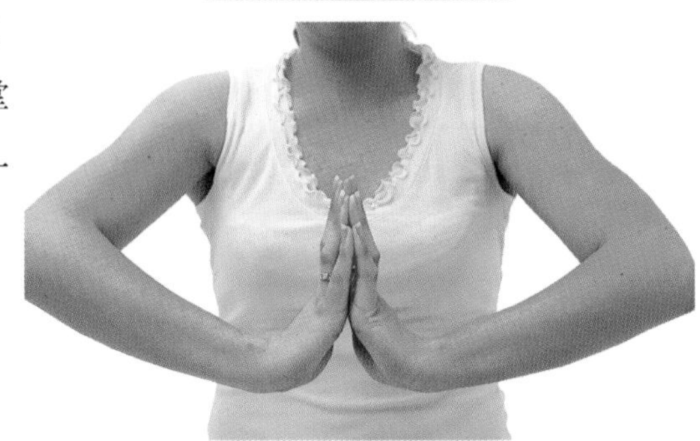

重點提醒

1 姿勢：確定自己的站姿正確。骨盆位置不偏倚，脊椎向上挺直；肩膀自然下垂，不要往前傾；頸部伸直；下巴放鬆，微微下垂；頭頂位置是全身最高的一點。當你疲勞時，身體會往下沉，這時就趕快站起來走一走，休息一下。

2 運動：每天開始工作之前，就先做做手腕、手部和手指的運動；另外，如果你的工作必須長時間看電腦的話，再做做眼部運動，和手掌蓋眼（見68頁）的動作。別忘了舒展一下你的上半身。

3 休息：打電腦時，記得每小時固定休息5到10分鐘，離開座位站一站，做做肩膀和頸部運動（見39頁）。

4 腳部：注意兩腳是否能平放在地上，如果不能的話，就要調整座椅，或踏在腳凳上。

5 手肘：手肘盡量靠近身體側邊，手臂和手部放在桌上，不要張得太開；別忘了要常常讓手肘的關節活動活動。

6 椅子：將座椅調到合適的高度，讓大腿呈水平狀態，而且椅背要能支撐住你的腰部。

7 緊張：緊張通常是造成肩頸拱起的原因；要注意上半身有沒有出現任何緊張的情形，可多練習各種伸展操，讓肌肉放鬆（見28-33頁）。花點時間調合氣息（見90頁），把緊張和壓力吐出去。

增強手臂能量

這個姿勢可以強化手臂和手部的力量，增強肌肉和手臂神經。它雖然不會讓你的肌肉結實，但會增強其中的能量，讓手臂變得更強壯，不會那麼容易疲勞。不過，你在練習時，必須用意識來刺激能量，使它正確運行於手臂、手腕和手部之中。

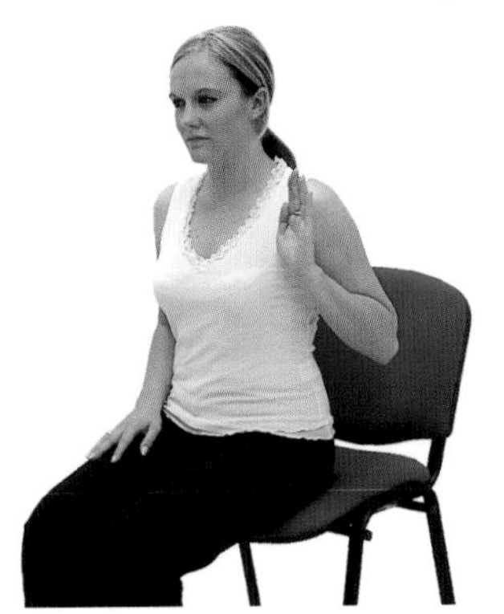

1 首先，右手臂彎曲，手靠近胳肢窩，手掌心向前。

2 手往前伸，將空氣向前推，直到手臂完全伸直。

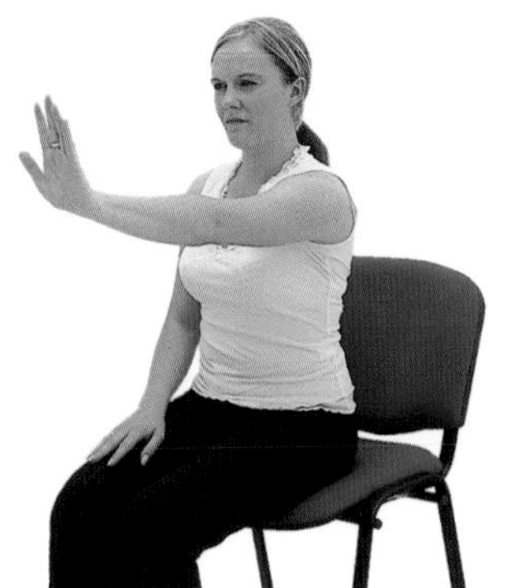

3 再將手縮回到原來的位置，然後再重覆以上動作共七次。

換左手做同樣的動作七次。呼吸平穩，緩慢而深沉。

Tip要訣

做這個動作要輕柔，當你的手在空中推進時，你的手會感覺到有熱熱的能量。注意，手部和手腕不要用力。

手部和手腕運動之一

- 手肘內縮，雙手握拳置於身體前方。手腕放鬆軟，甩手十次，就像要把手上的水甩乾一樣，讓手部放鬆。

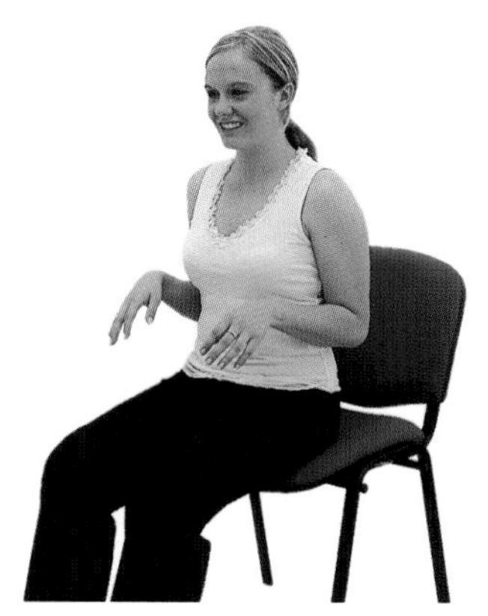

- 手肘內縮，雙手握拳置於身體前方。手指放鬆，然後將手指盡可能地伸展開來，但也不要過度用力。

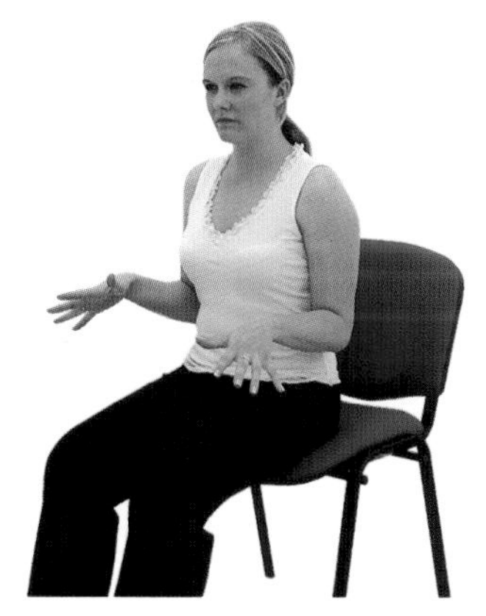

- 手肘內縮，雙手握拳置於身體前方。手腕放鬆軟，兩手以手腕為支點，往同一個方向繞圈圈五次，然後再往另一個方向也繞圈五次。

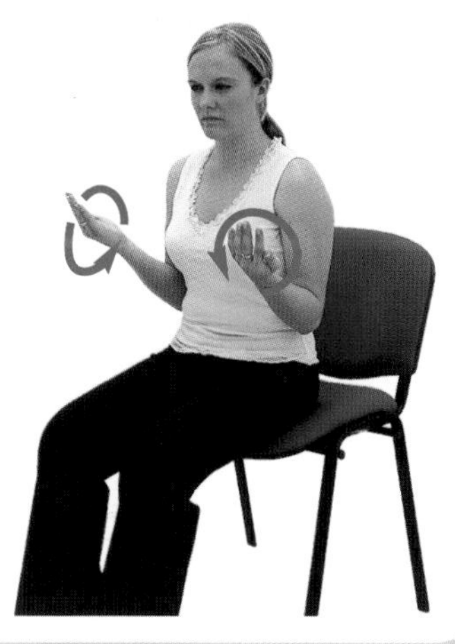

手部和手腕運動之二

- 手肘內縮，兩手掌心相向，如同禱告姿勢，兩手的指尖要碰觸在一起。將手撐開，兩手指尖互推十秒鐘。兩手放鬆合併，然後再重覆一次。

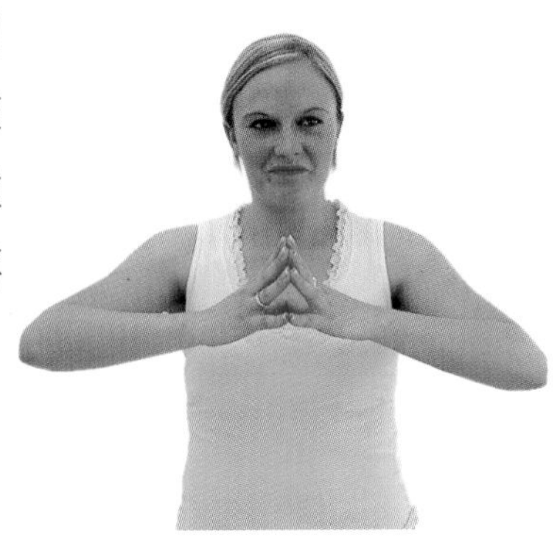

- 手肘內縮，雙手握拳置於身體前方。掌心向下，大拇指先和食指碰觸在一起，然後彈開，再換下一根手指，一直做到小指，然後再從小指做回來。

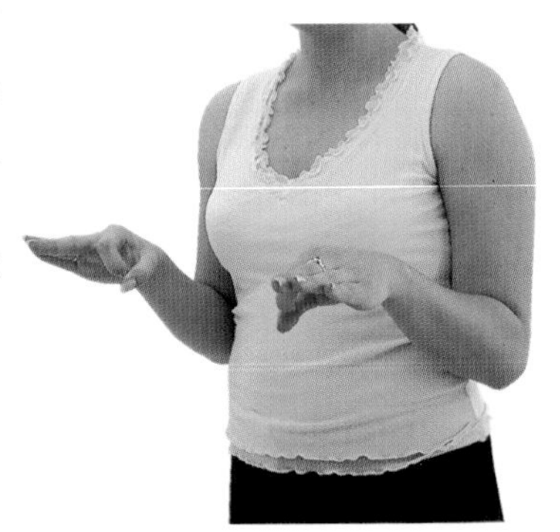

- 前臂伸出來放在桌上，掌心向下，手指放鬆軟，小指要貼著桌面。將手往外翻，變成掌心朝上；再把手翻回去。

重覆做幾次。

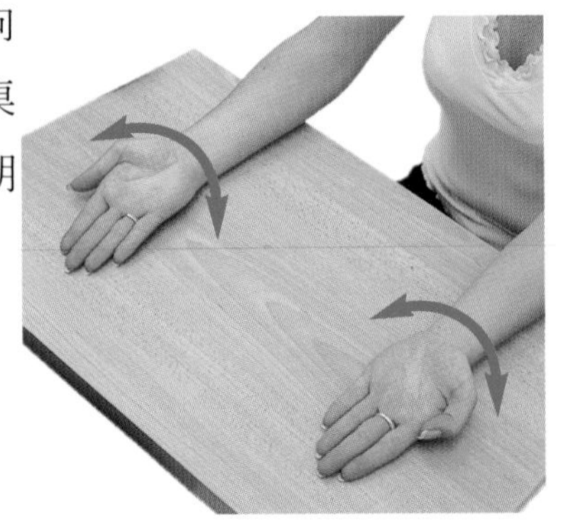

扭球運動

準備一顆直徑約六公分的柔軟橡皮球。

1 將球放在右手裡，然後用所有手指擠壓，一直壓到手疲勞爲止。休息一下子，然後再繼續擠壓，重覆幾次。

換左手重覆同樣的動作。

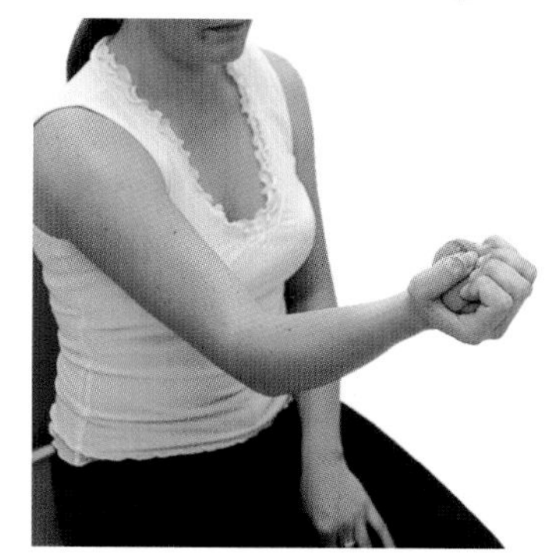

2 將球放在右手的大拇指和小指之中，擠壓十次；然後依序換大拇指和無名指、大拇指和中指、大拇指和食指，各擠壓十次。

換左手手指重覆同樣的動作。

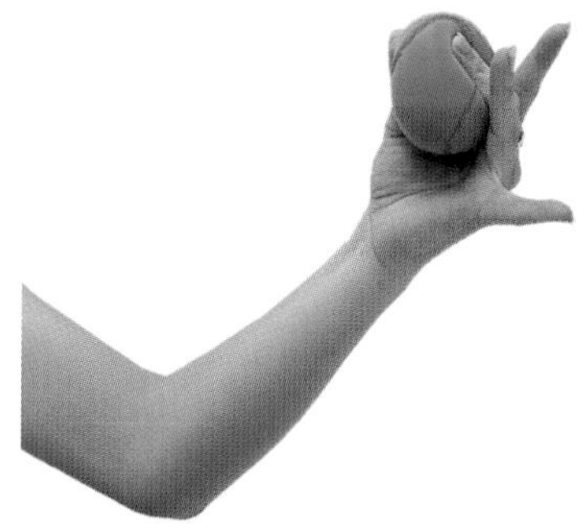

3 每次做完扭球運動後，兩手都要各別做一次伸展動作，將手指張開伸展，重心放在伸展的動作，而非拉緊。

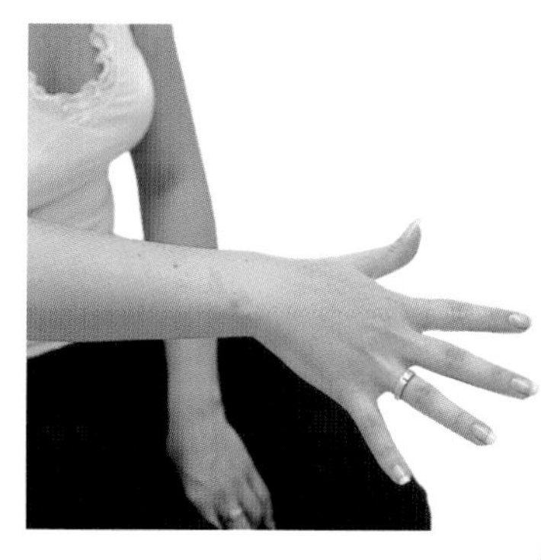

手部上下擺動

1 手臂平伸至前方，掌心向下，指尖向前。

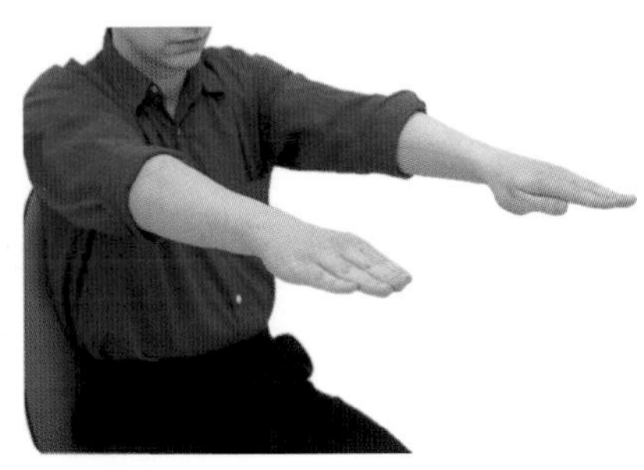

2 手向後彎，指尖變成向上，手掌向前推，如同在推牆壁一般。

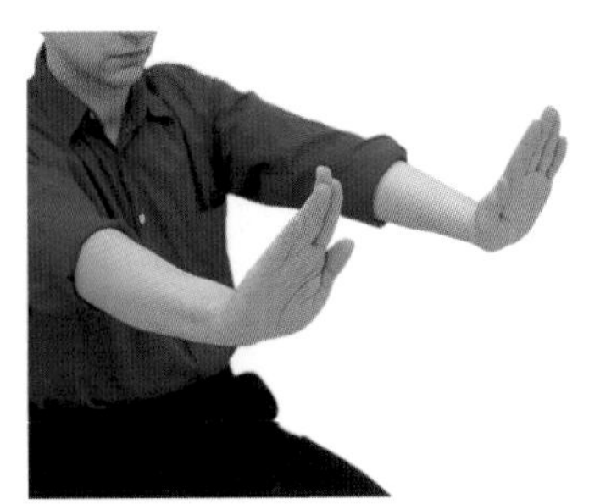

3 手向下彎，指尖變成向下，用手背向前推，亦如同在推牆壁一般。

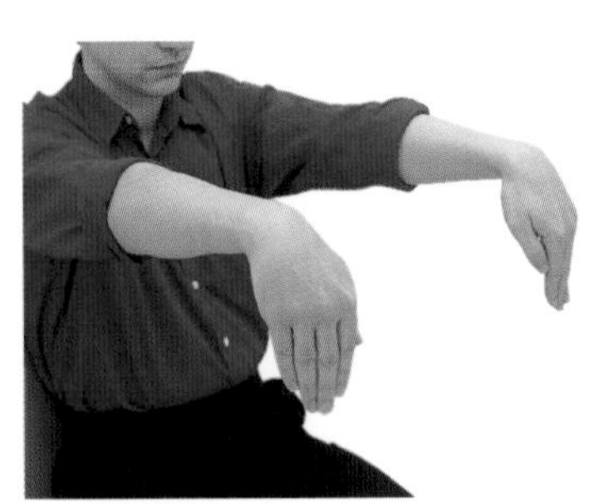

每個動作各做七次。

打鍵盤前的手部舒筋運動

當你需要長時間打鍵盤時，就可先做這個運動。

- 將拳頭張開，再縮回，總共開合十二次。張開時（不需用力硬撐）手指和大拇指要盡量往外張開。

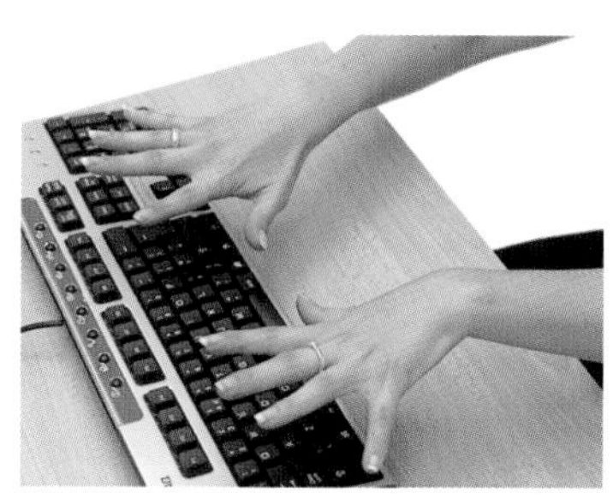

- 拳頭不要握太緊，以手腕爲中心，慢慢以順時針方向繞圈五次，然後再以逆時針方向繞五次。

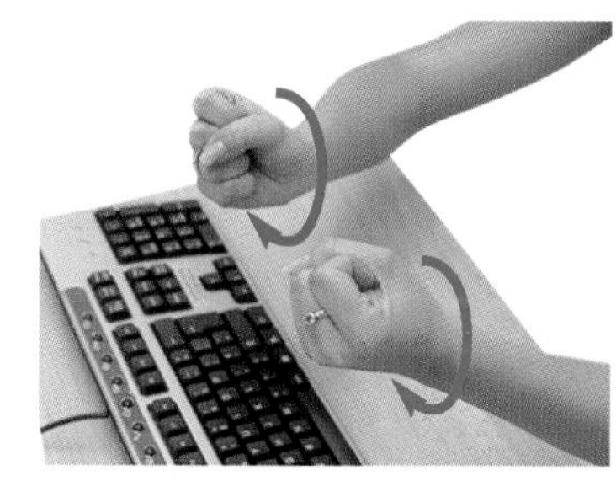

- 手肘彎曲，手心向前，以指尖部分推著書桌邊緣。這個動作多做幾次。

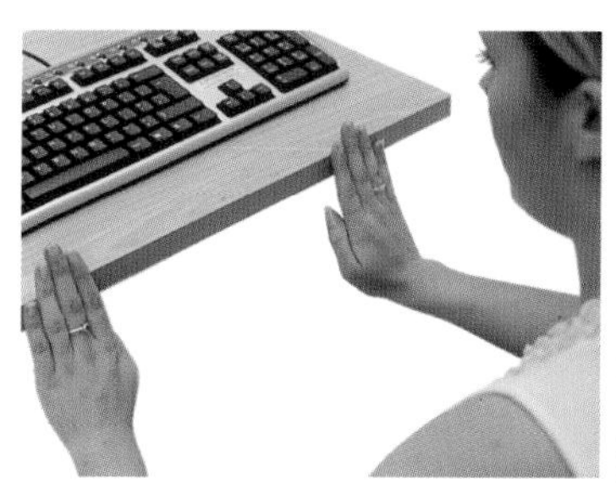

- 手肘彎曲，手的位置與肩膀同高，然後做甩手運動，就像要把手上的水甩乾一樣。如此可以將手部的緊張和疲倦甩除。

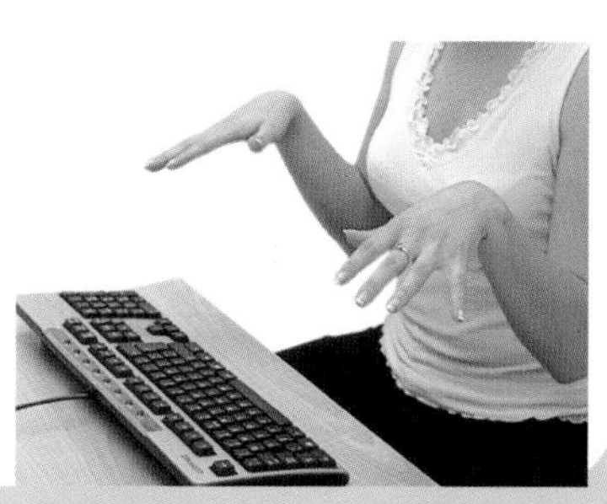

手指和手部按摩

1 用一隻手抓住另一隻手的拇指做順時針方向旋轉，然後依序將每一根手指旋轉；之後再換逆時針方向旋轉。兩隻手都要做。

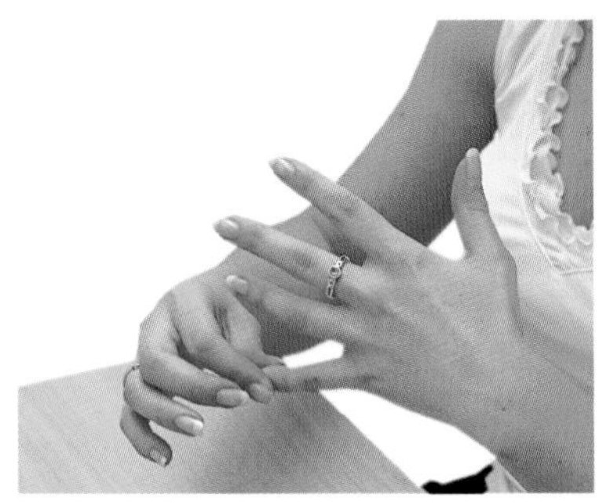

2 將手指往手心彎曲，每根手指做兩次。先用拇指壓住另一隻手的第一節指節。

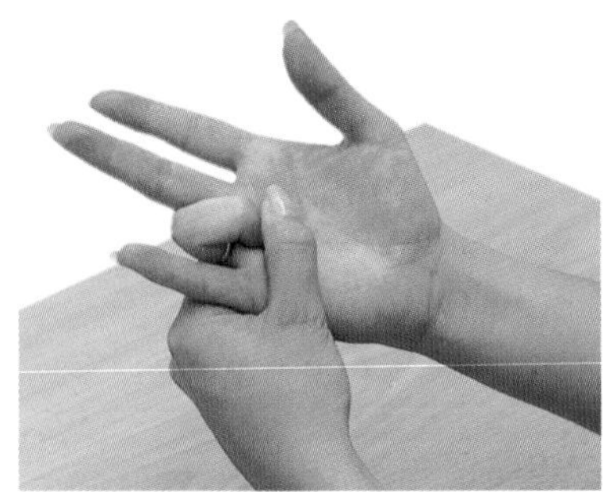

3 接下來，把手指伸直，然後用另一隻手從指根關節處往下壓，讓手指貼在掌心。

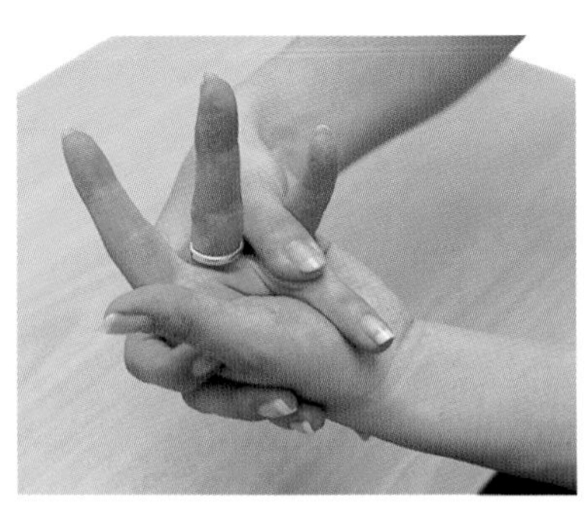

4 把一隻手的食指和中指伸直做叉子狀，然後快速地依序彎曲另一手的手指，彎曲的角度要有九十度（特別是關節僵硬者要更彎曲）。

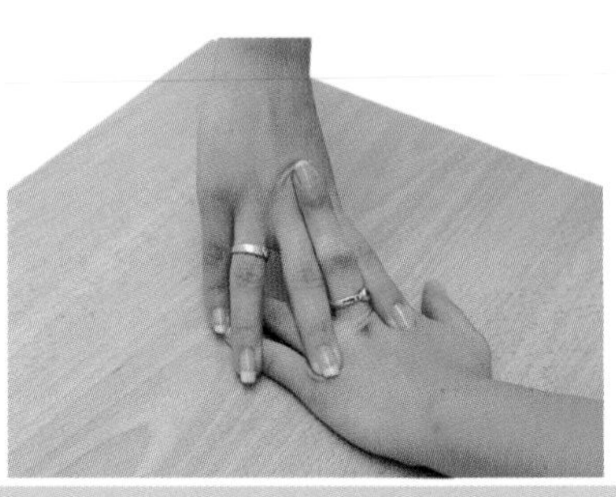

手指和拇指伸展運動

1 先用一隻手將另一手的每根手指輕柔地向後彎一次，然後再將所有指頭一起向後彎。

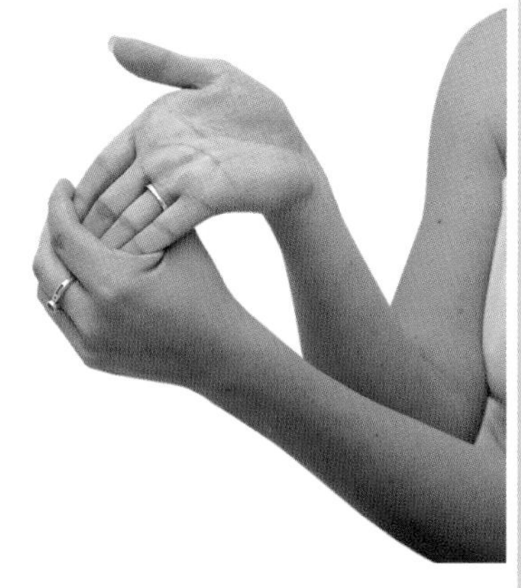

2 輕輕地將大拇指往外彎曲，但要小心不要彎得太過。然後再往內彎曲。

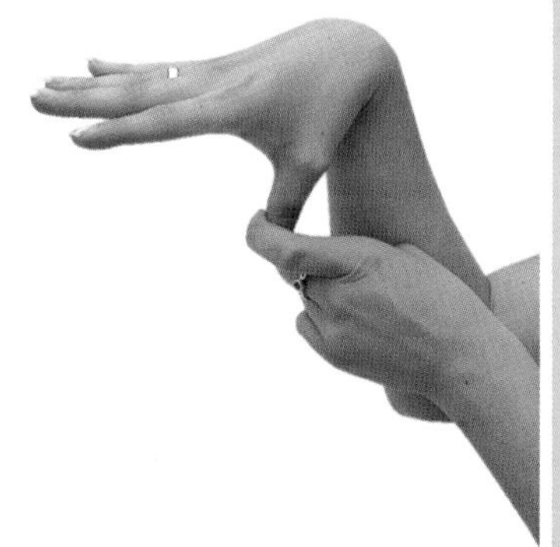

3 輕輕握拳，然後張開，讓手指和拇指伸展。這個動作可以多做幾次。

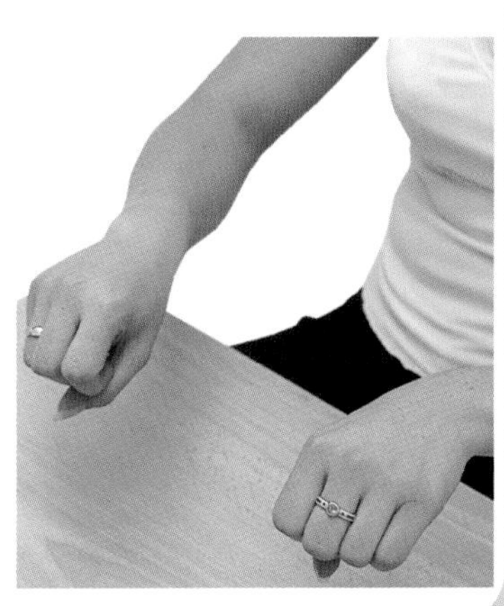

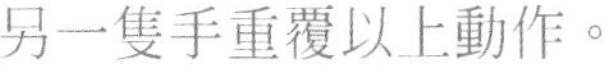

另一隻手重覆以上動作。

祈禱姿勢

1　兩手掌合併置於胸前，如祈禱的姿勢。掌心用力併攏，兩個手肘成水平狀。

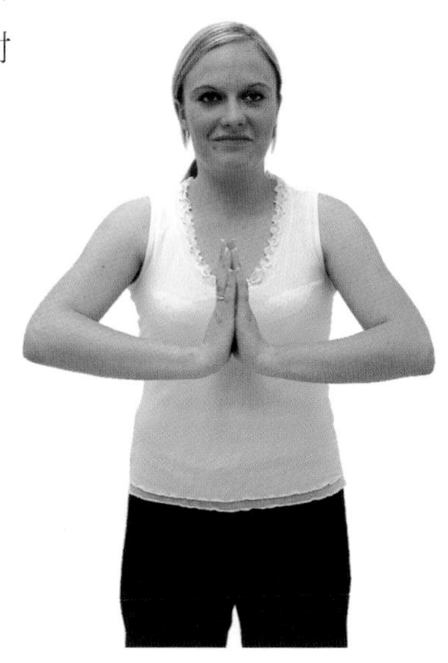

2　手往下移，讓兩手的手指緊緊貼在一起，你會感覺到下手臂和手腕有伸展的感覺。保持這個姿勢不動，呼吸一次後，再回到原來的姿勢。

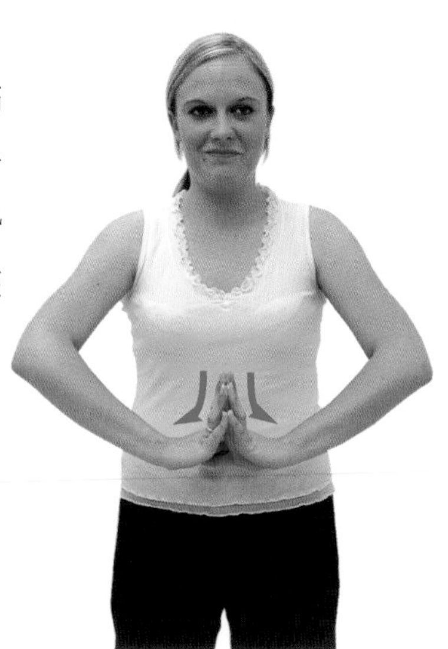

重覆兩、三次。

花開式

這個姿勢可以配合能量中心的觀想，觀想各種不同顏色的花（見97頁）。

1 脊椎挺直，頸部伸直，坐在椅子上。

2 兩手握拳，在胸前平伸，掌心向上，如同花蕾狀。

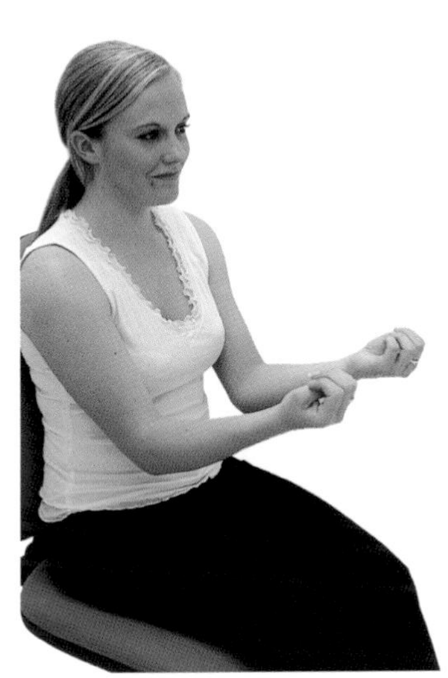

3 慢慢打開手指，就像花瓣張開一樣，但手指需要用力抵抗張開的力量。

4 將手指和拇指伸展開來，如圖所示。手指略微往外彎。

5 手指放鬆回來，掌心朝下。用力甩手，如同在甩掉花瓣上的水滴一般。

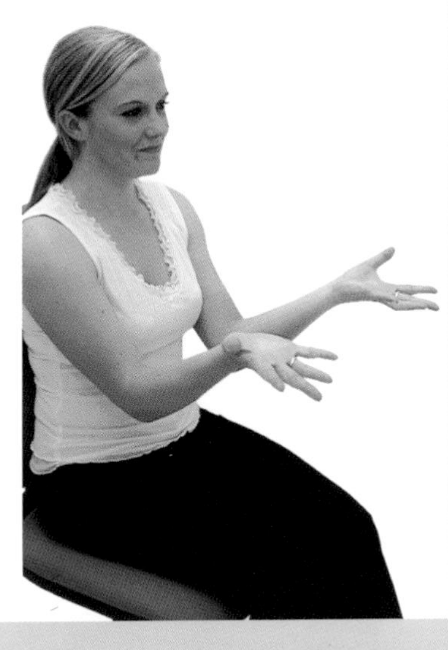

腿部和足部

Legs & Feet

腿部和足部

我們已經運動完身體的上半部，現在該來照顧下半部—腿部和足部了。現在愈來愈多人有搭機旅行的後遺症和深層靜脈栓塞(DVT)的毛病，我們應該多花點時間來增進腿部的血液循環。

要漂亮還是要健康？

很多人爲了趕流行，常會硬穿上不符合人體工學的鞋子，像是細高跟鞋或是尖頭鞋。而保持足部健康最簡單的方法，就是穿舒服的平底鞋，這樣你才能走得很平穩，並且能保持正確的姿勢。

對腿部和足部有益的習慣：

- 每小時站起來走一走，伸伸腿。
- 坐下時，腿和膝蓋和髖部同寬，膝蓋與小腿成直角，腳底貼平在地上。如果你的腳無法踏在地上，就要調整座椅的高度，或是使用腳凳，甚至墊幾本電話簿也可以。

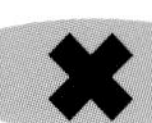

對腿部和足部有害的習慣：

- 坐下時兩腿交叉。因為這樣會導致血液循環不良。
- 穿高跟鞋。因為這樣會讓你的重心往前，形成不良的姿勢。
- 坐下時兩腳懸空。請使用腳凳或其他方法來改善。

腿部伸展

1 坐在椅子邊緣，腳平放在地上，兩腳平行，相距約一呎寬，坐骨挺直。

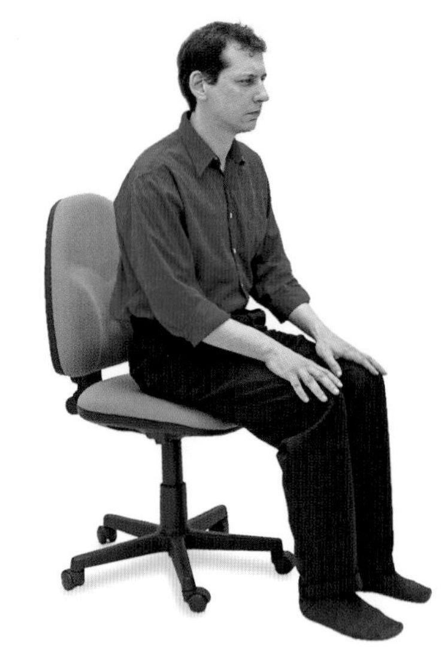

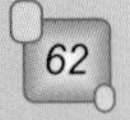

2 左腿往前平伸，讓腿完全伸展，共伸展十次。

右腿重覆同樣的動作。

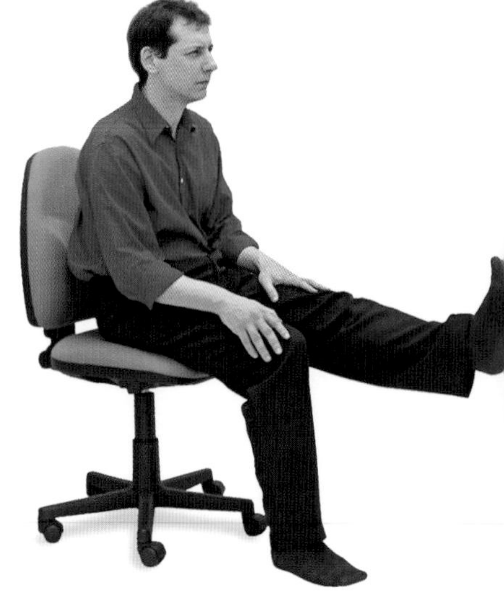

足部伸展運動

1　坐在椅子邊緣，腳平放在地上，兩腳平行，相距約一呎寬。

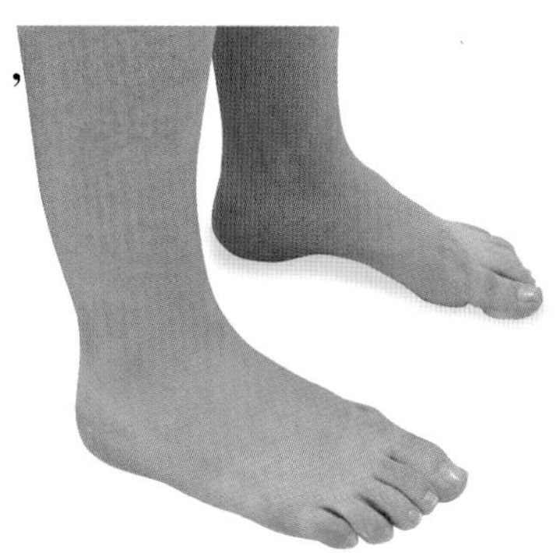

2　腳尖用力墊起，腳跟抬高。

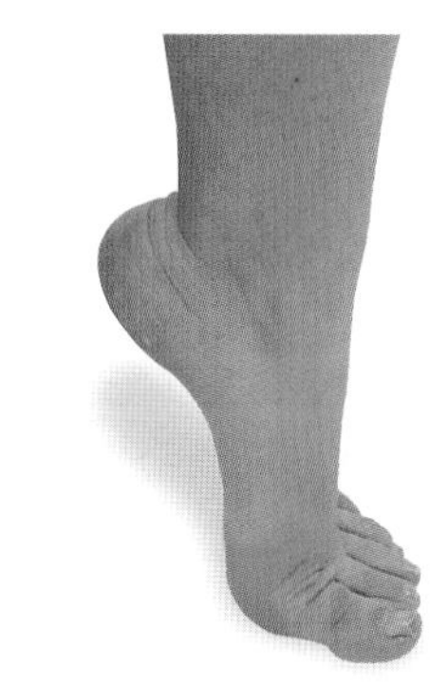

3　腳跟踩地，腳尖抬起。

重覆八次。

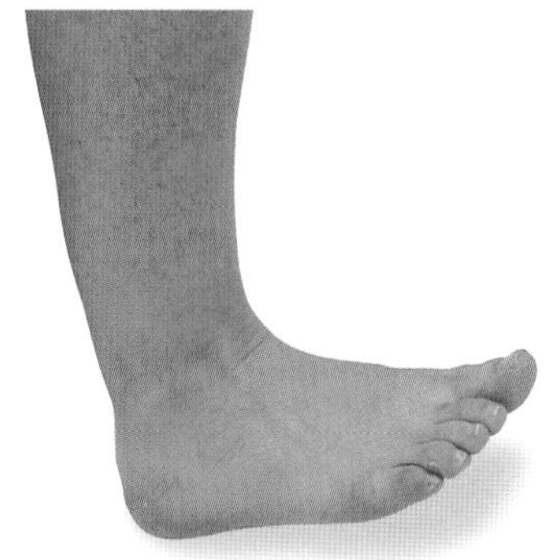

腳踝旋轉運動

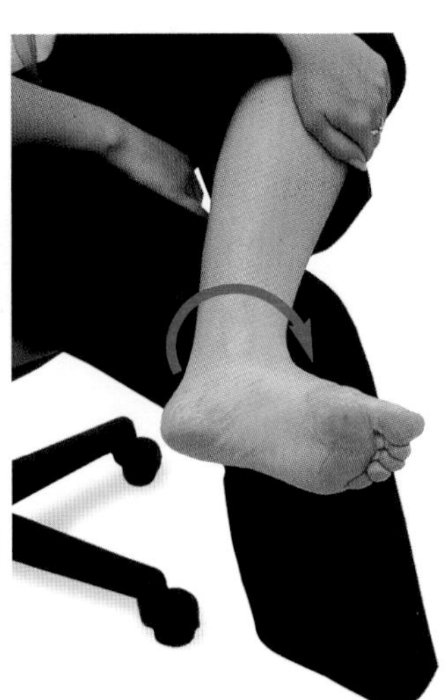

1 坐在椅子上，右腳平放在地上。

2 把左腳橫放在右腳上。

3 順時針方向轉動左腳腳踝二十次。

4 再換逆時針方向轉二十次。

換右腳放在左腳上，重覆以上動作。

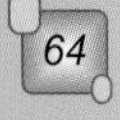

膝蓋及胸運動

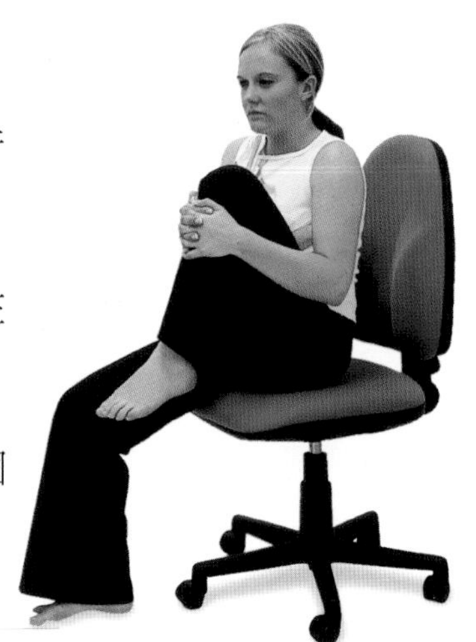

1 椅子不要坐得太裡面，兩腳平行平放在地上，相距一呎寬。

2 左膝蓋彎曲，靠近胸前，手放在膝蓋下，抱著小腿。

3 手將膝蓋輕拉向胸部。保持這個姿勢，呼吸二次。

右膝蓋重覆以上動作，也要保持靜止，待二次呼吸後完成。

眼睛、鼻子、耳朵和臉部

Eyes & Nose & Ears & Face

眼睛運動

有多少人知道眼睛也是可以運動的？如果你的眼睛是人的話，你覺得他像哪一種人？身材苗條的舞者，還是躺在沙發看電視的懶蟲？視力的問題很多都是由於眼睛肌肉失去彈性所致；也就是說，你的眼睛在看不同距離時，很難調適出適當的焦點，尤其是必須整天盯著電腦的人。

你有沒有發現你的眼睛已經定住不動了？你太專注於電腦，以致於連眨眼都忘了眨；而有人走過來找你時，當你眼睛一抬起，是不是感到視力有點模糊？

你一定要好好照顧你的眼睛！不只是做做眼部運動，還要常常讓眼睛放鬆，不要過度疲勞。你曾用手提攝影機來看烹飪節目嗎？是否常因爲畫面一直跳動，最後總是讓你看不下去了？由於你的眼睛很努力要跟上畫面，所以造成眼睛疲勞。根據瑜珈的說法，放鬆或許是眼睛保健的重要關鍵。經由眼睛放鬆，你也能讓心靈平靜下來，讓注意力更集中。

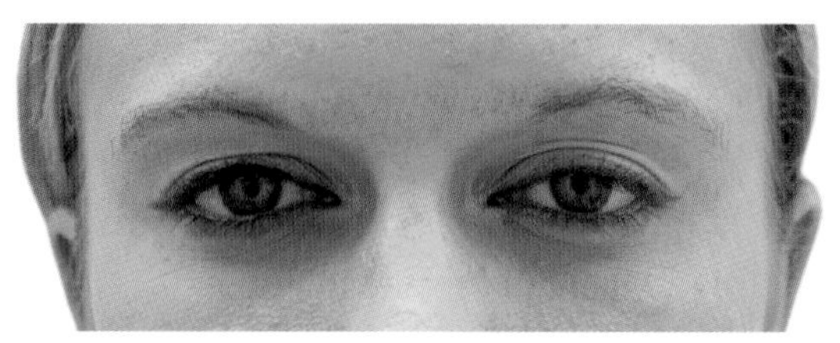

眼睛疲勞所造成的問題

- **眼睛乾澀、刺痛**：由於一直盯著電腦，常常忘了眨眼，而產生這些症狀。
- **眼睛疲勞**：由於長時間打電腦所致。最簡單的解決方法，就是每半小時讓眼睛離開螢幕一下。眼睛疲勞的另一個原因，可能是辦公室光線太亮，使螢幕的亮度相對地變得太暗而造成。
- **眼睛緊繃**：由於在電腦上趕著完成某些工作，眼睛一直盯著而沒有休息所致。

看電腦螢幕時正確的目視位置

看電腦時，必須確定自己的目視位置正確，否則會導致肩頸方面的問題。如果你用仰視的，你的頸部會太過緊繃；若是用俯視的，頸部則會過度承受頭部的重量。

最佳的姿勢，是讓螢幕的頂端和眼睛的視線平行，下巴微收，頸部伸直且要放鬆，這就是頭部最自然的姿勢，這樣頭部可以輕鬆地支撐在脊椎頂部，而不會造成肩頸肌肉的緊繃。

鍛鍊你的眼睛

以下運動可以讓你的眼睛保持健康。

以舒服的姿勢坐下，頸部伸直，下巴微收。

手掌蓋眼

這個動作最好能在黑暗中做，如此眼睛更能從燈光的刺激中恢復。

1 雙手輕輕摩掌，使掌心發熱。

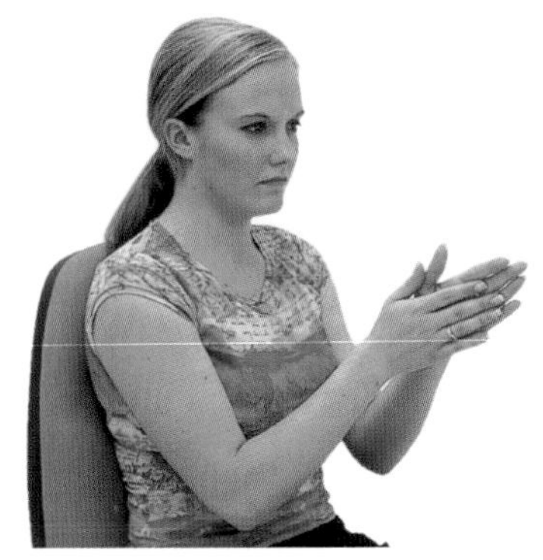

2 輕輕地將手蓋住雙眼（手指稍微在額頭交疊），這樣放鬆一陣子。

觀看眼前的黑暗，讓它紓緩放鬆你的腦部，緩緩地深呼吸。這個練習想做多久就做多久。

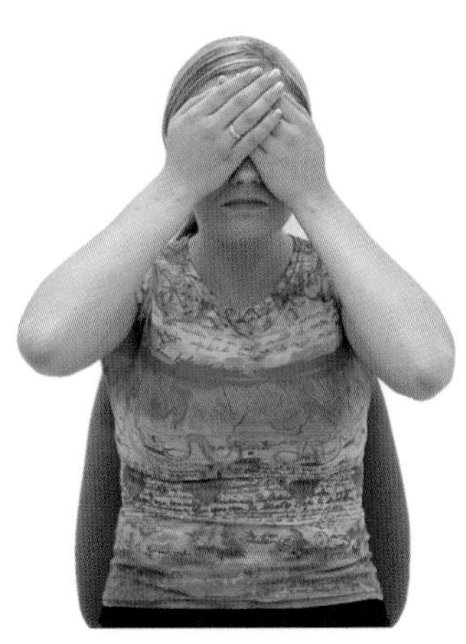

眼部上下運動

眼睛往上看，然後往下看，頭不要動。眼睛不要用力，也盡量不要眨。

做完這個動作十次後，接著做手掌蓋眼運動（68頁）。

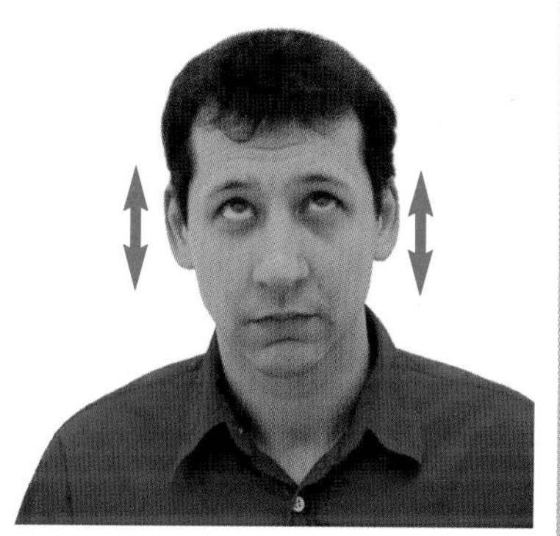

眼部左右運動

眼睛盡力往右轉，然後往左轉，頭部不要動。

做完這個動作十次後，接著做手掌蓋眼運動（68頁）。

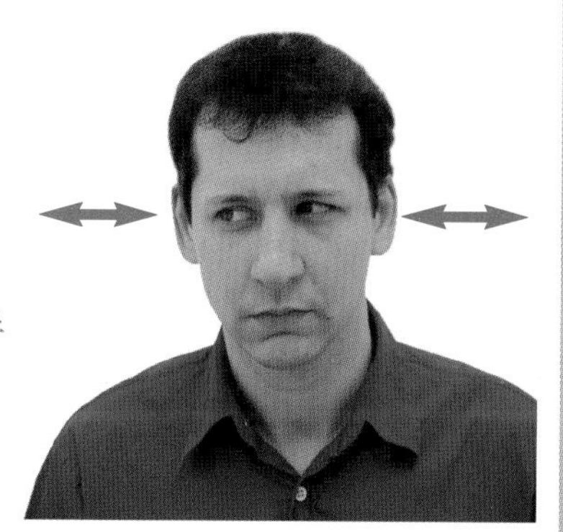

眼部繞圈運動

眼睛繞圈圈，圈圈愈大愈好。順時針方向轉十次，然後逆時針方向轉十次。

接著做手掌蓋眼運動（68頁）。

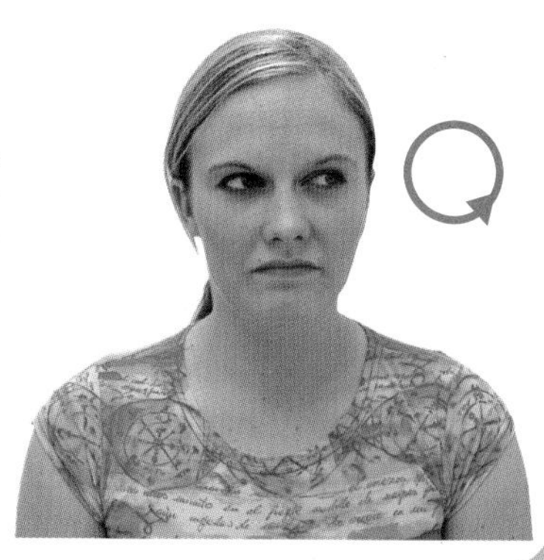

眼部對角線運動

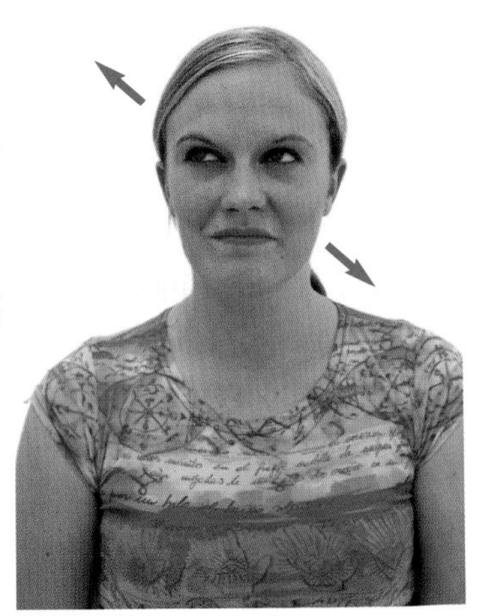

頭部不要動，眼睛望向右上角，然後再轉向左下角。重覆十次。

做相反的方向：先往左上角看，然後再往右下角看。重覆十次。

接著做手掌蓋眼運動（68頁）。

眨眼運動

當你太專注於工作時，不管是看螢幕還是看文件，都可能會讓眼睛盯住不動，彷彿捨不得將視線移開你所做的工作似的。這樣會造成眼睛緊繃，因此需要靠眨眼來放鬆。

輕輕柔柔地眨眼睛，這樣可以消除眼部壓力，並保持眼睛濕潤。

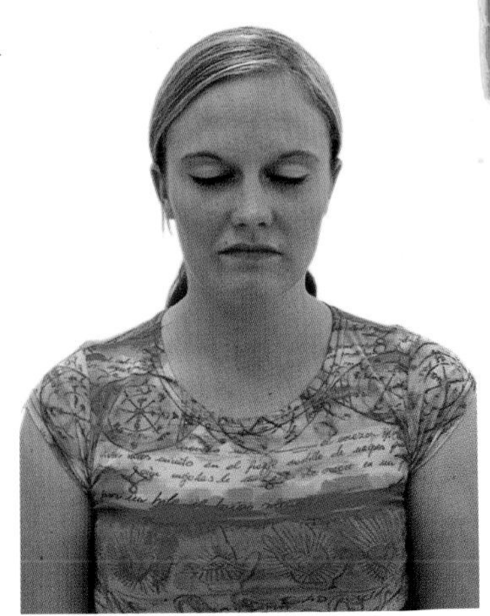

眼睛聚焦練習

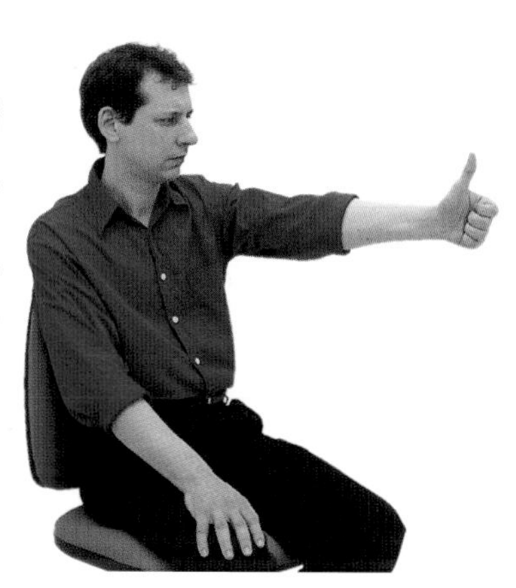

視線訓練：選一個遠距離的定點看，讓眼睛的焦距定在那裡。將左手在面前伸直，把大拇指翹起來，大拇指的尖端必須剛好在你所聚焦的那個遠處定點上。

開始變換焦聚。先看遠方的定點，然後再看大拇指的指尖。

重覆十次，然後接著做手掌蓋眼運動（68頁）。

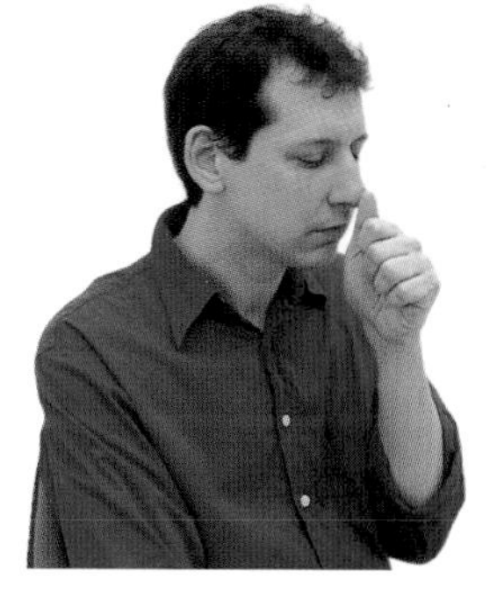

移近再遠離：將左手舉起，把大拇指翹起來。眼睛的焦距就固定在大拇指尖端，然後將大拇指移近到鼻尖，停住一段時間，眼睛不要移開。

再將左手伸直，視線必須一直停留在大拇指指尖。

重覆十次，每次中間休息一下。

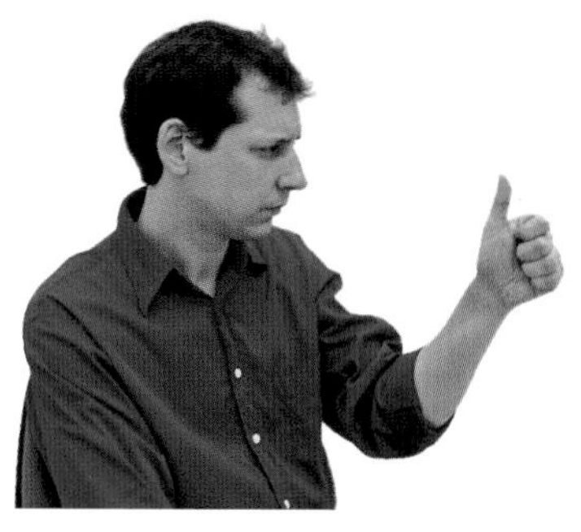

然後接著做手掌蓋眼運動（68頁）。

眼部按摩

根據中國傳統醫學，眼睛與肝臟屬於同一條經脈，因此你的眼睛若有問題，那很可能你的肝功能也不好。這聽起來不太妙，但好處是，只要你勤於做眼部運動，不僅有益於眼睛保健，也能使肝臟健康。

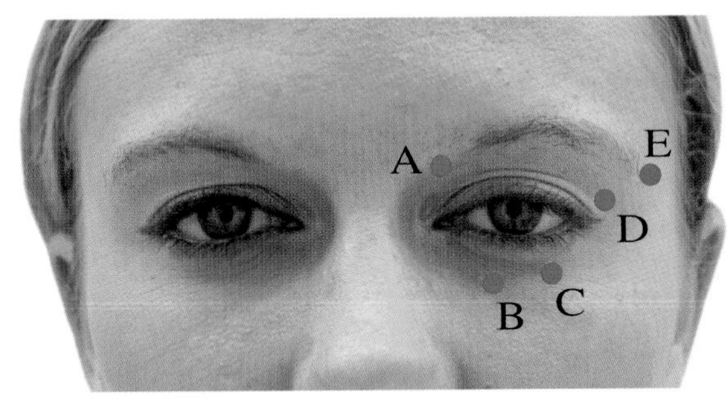

1 用拇指壓住雙眼的A位置。用力壓十秒鐘，然後用拇指用力揉一揉。

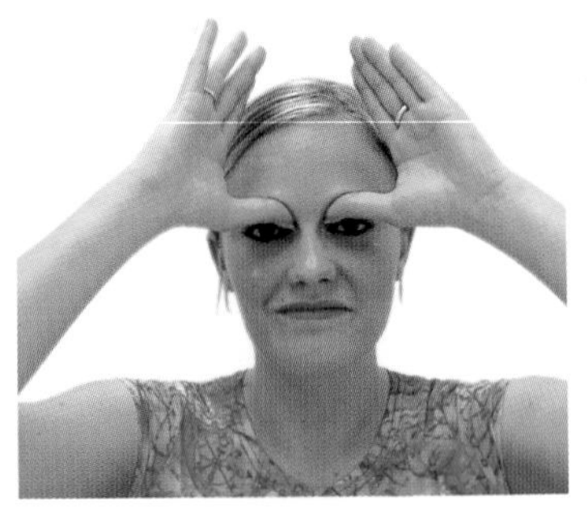

2 用食指壓住雙眼的B位置。用力壓十秒鐘，然後用拇指用力揉一揉。

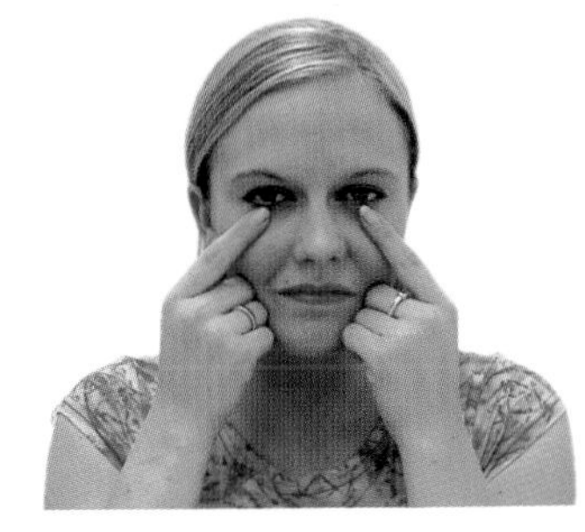

3 用食指壓住雙眼的C位置。用力壓十秒鐘，然後用拇指用力揉一揉。

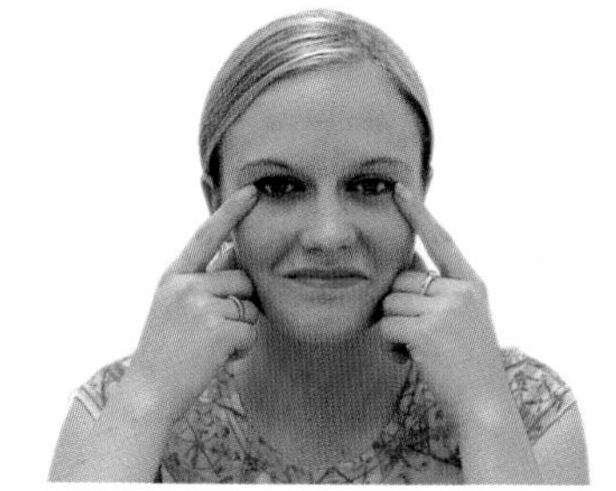

4 用拇指壓住雙眼的D位置。用力壓十秒鐘，然後用拇指用力揉一揉。

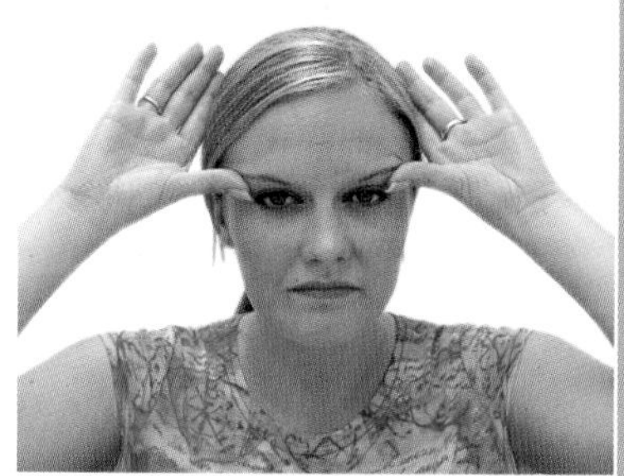

5 用食指壓住雙眼的E位置。用力壓十秒鐘，然後用拇指用力揉一揉。

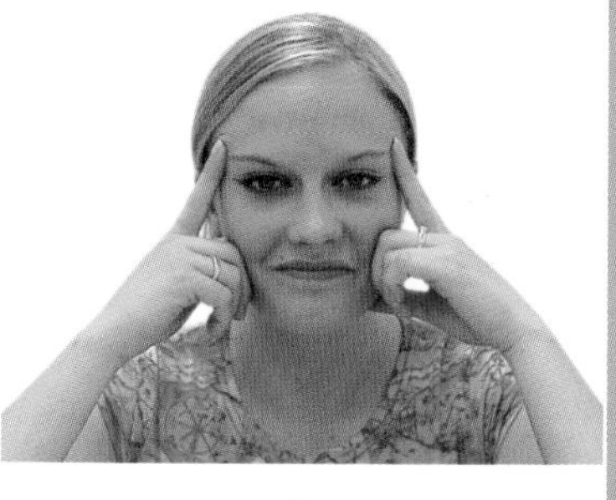

所有過程再重覆兩次。

當你做完整個動作後，用手指從鼻頭開始，沿著眼窩往上輕撫，直到摸到眉骨為止。這個動作做十秒鐘，必須順著這個方向按撫，以免眼部周圍產生鬆弛和皺紋。然後接著做手掌蓋眼運動（68頁）。

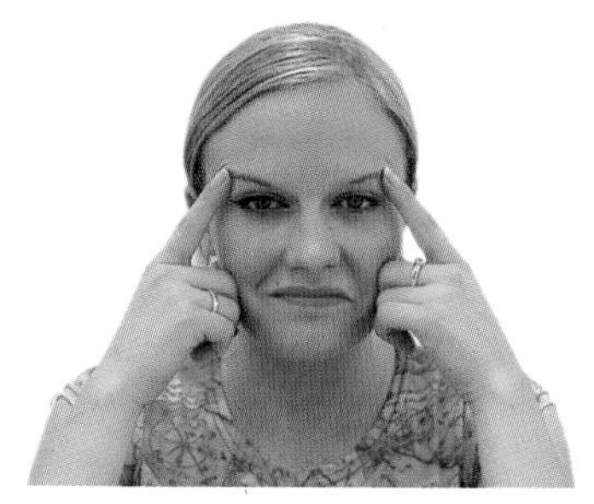

這整套運動不妨常做。

眼睛淨化

在瑜珈傳統裡，這個動作通常會搭配蠟燭來使用。不過，你用什麼東西都可以，例如：盆栽、花，或你桌上的任何東西。這個簡單的運動不僅能淨化你的眼睛，還能提高你的專注能力，並沉澱你的頭腦。

目光集中在該物體，眼睛不要眨，讓眼睛乾澀流淚，然後閉上眼睛，在腦海裡觀想你所看的那個物體，盡可能讓它停留在腦海中愈久愈好。

隨著練習，你可以盡量延長觀想的時間。

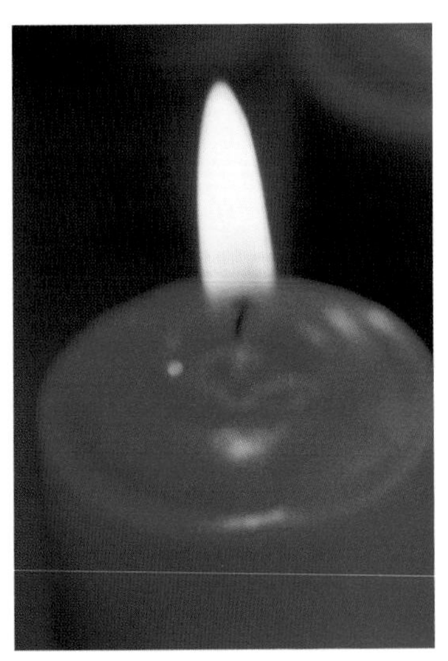

鍛鍊你的耳朵

你可能一輩子也沒想過耳朵也可以鍛鍊。根據中國傳統醫學的說法，耳朵和肝臟走同一條經絡；因此若是耳朵有任何毛病的話，很可能是肝臟出問題的徵兆。

- 把食指放在耳廓後面，將耳朵往前摺疊，讓它蓋起來。然後用中指指尖輕輕敲打食指的指甲部位。剛開始你可能會覺得這個動作很難做。

  敲打的聲音聽起來要像鼓聲一樣，敲打12到36下；做完後休息一下，然後再做兩次。

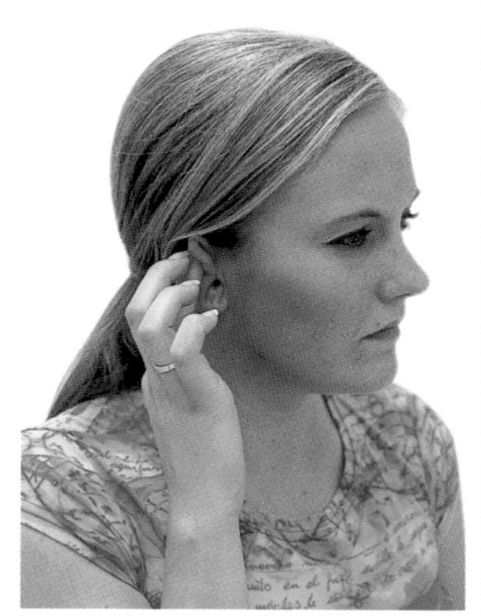

這個運動可以保健耳朵，還能有效治療耳鳴等耳疾。

- 將耳朵往上拉，就像要把身體拉起來似的；再以同樣的方法，拉住耳垂往下拉。重覆三次。

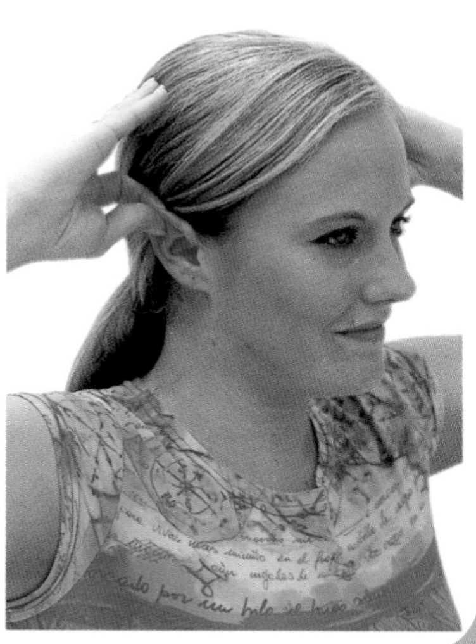

鍛鍊你的鼻子

根據中國傳統醫學，鼻子和肺部屬於同一條經絡。若有鼻子過敏、流鼻水和鼻塞等鼻病，通常表示是肺部衰弱所造成的。我們可以刺激鼻子周圍的某些點，讓經脈活絡，這樣不僅能保健鼻子，還能加強肺部功能。

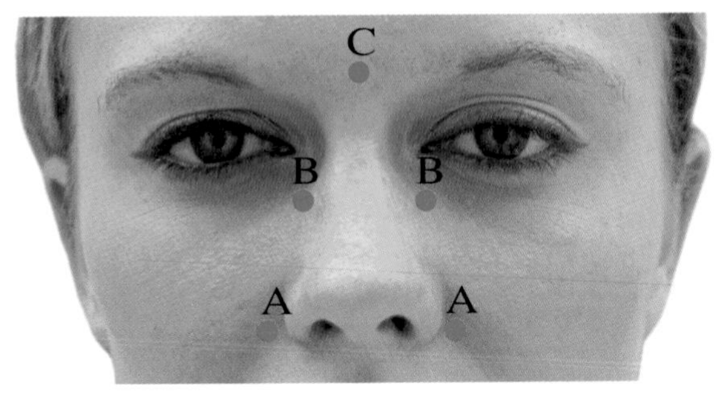

1 用食指指尖，按壓A點（就在兩邊鼻翼外面），用力按壓十秒鐘後，再用手指輕揉這兩點。

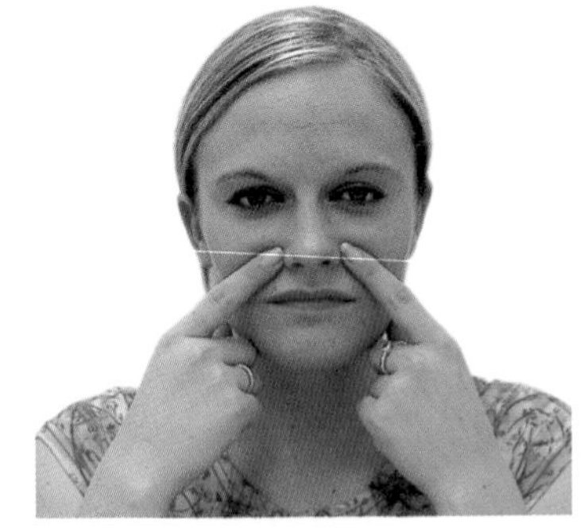

2 用食指指尖，用力按壓B點十秒鐘，然後再用手指輕揉這兩點。

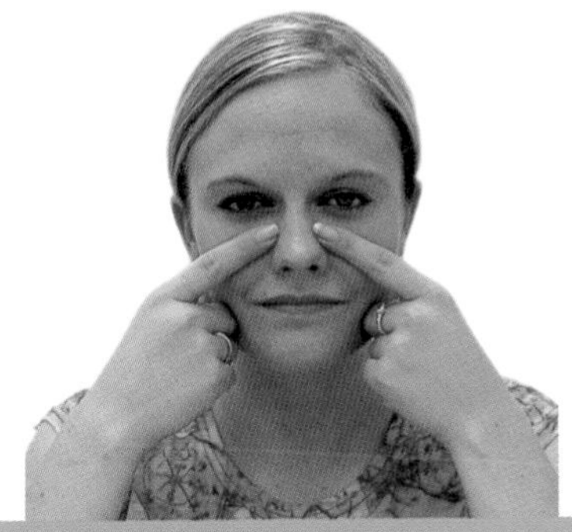

3 用食指指尖（兩指交疊）按壓C點（眉心）十秒鐘。

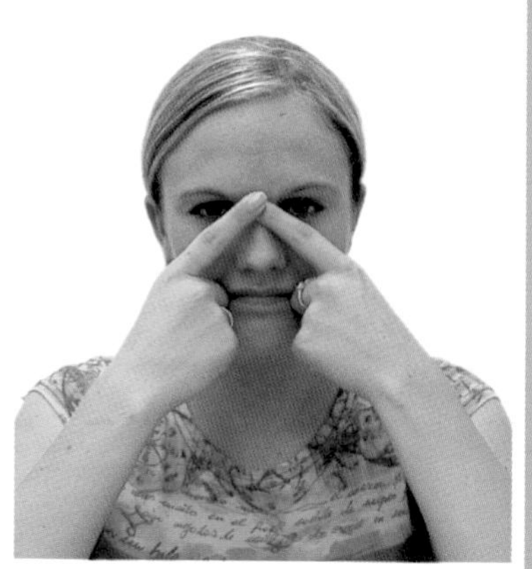

再從A點開始，重覆以上動作兩次。

4 食指沿著這三個點一路搓揉。再重覆兩次，要用力按壓。

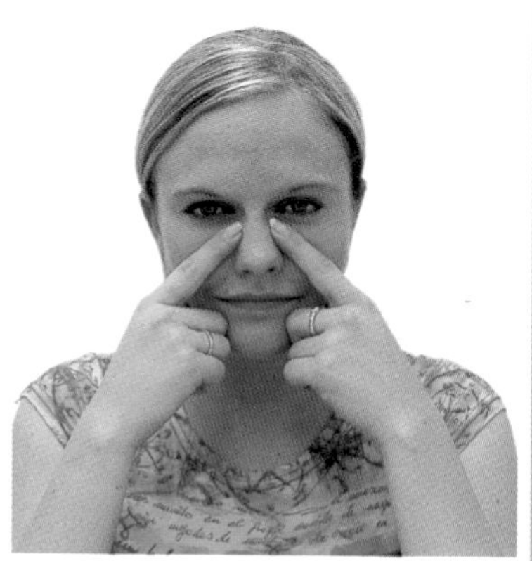

這個運動，可以在做完第69頁的眼部運動之後接著做。

臉部和頭部運動

Exercising the Face & Head

臉部按摩

這個動作最適合在你滿臉倦容時做，它還可以替你把皺紋趕走。

1 做第68頁的手掌蓋臉動作的前半部，輕柔地摩擦雙掌，直到掌心發熱，充滿能量。

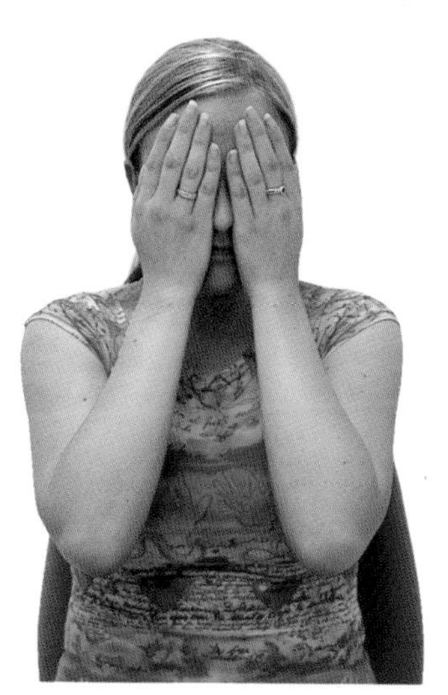

2 把手掌蓋在臉上，觀想這股能量被皮膚吸收進去。

3 開始將手向外按摩，把手搓過鼻子，到眉心，沿著額頭往兩邊，再往下到太陽穴、臉頰，再到下巴和嘴巴。

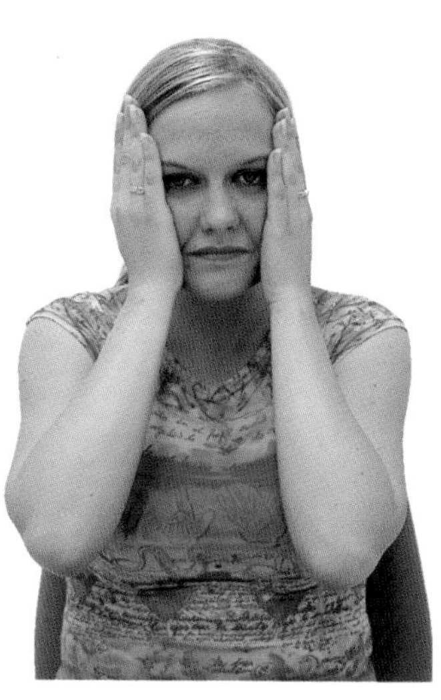

這個動作可盡量做久一點。每當你感到手有熱氣產生時，就開始摩擦掌心。

拉頭髮

這個運動很適合宿醉和消化不良的人做！

用力抓一把頭髮，盡量將頭皮上所有的頭髮都抓起來。

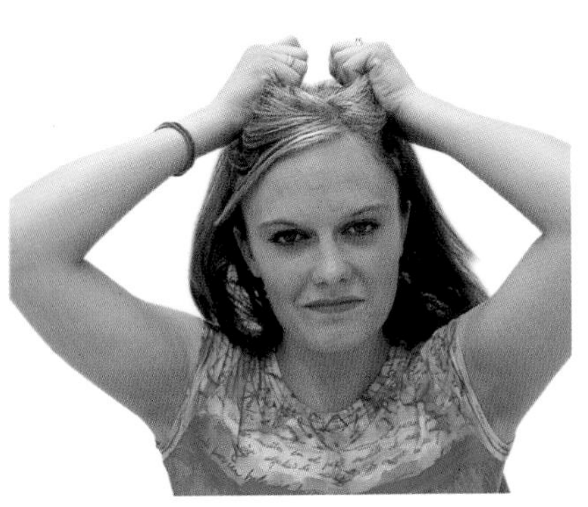

頭部按摩

手指放在頭皮上，如圖所示；然後來回地按摩頭皮，以刺激頭部的血液循環。

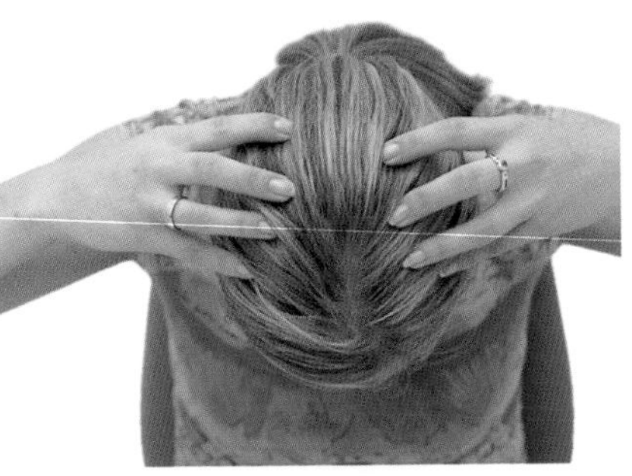

手指用力按壓後頸部位，按壓如圖示的兩個點。如果你常有緊張性頭痛，做這個運動可以消除頸部的壓力。

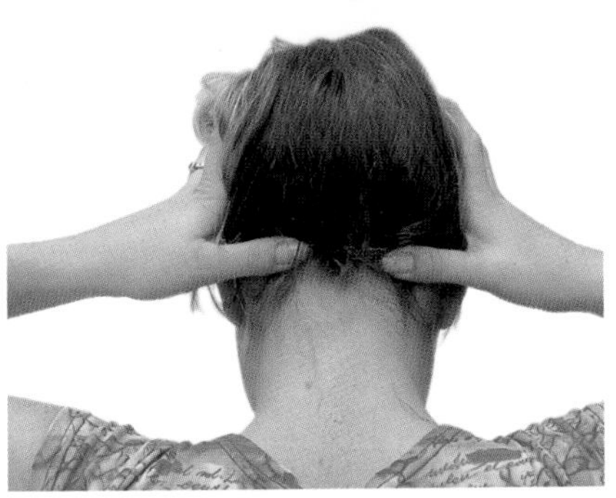

獅子功

如果你的辦公室是沒有隔間的，你要做這運動時，最好找個隱密的地點，否則可能會被同事笑。但這個動作可讓血液流到喉頭後部，並有效預防喉嚨痛；還可以伸展臉部肌肉，和眼睛周圍的肌肉。

1 坐在椅子上，不要坐得太裡面，腳平放在地上，兩腳相距約大腿的寬度。脊椎要挺直，頸部伸直放鬆。

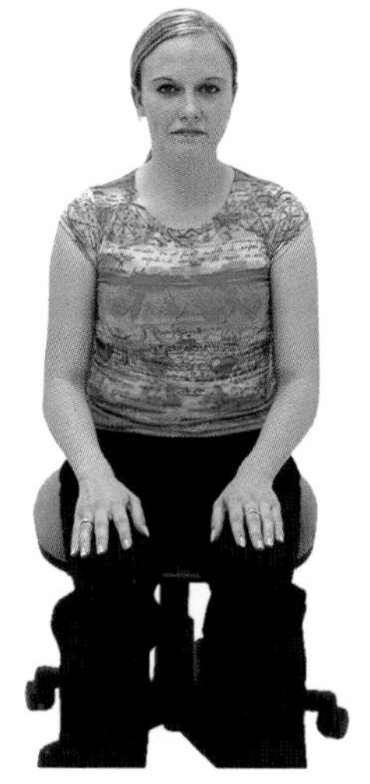

2 手掌置於膝上，手指放鬆，吸氣。

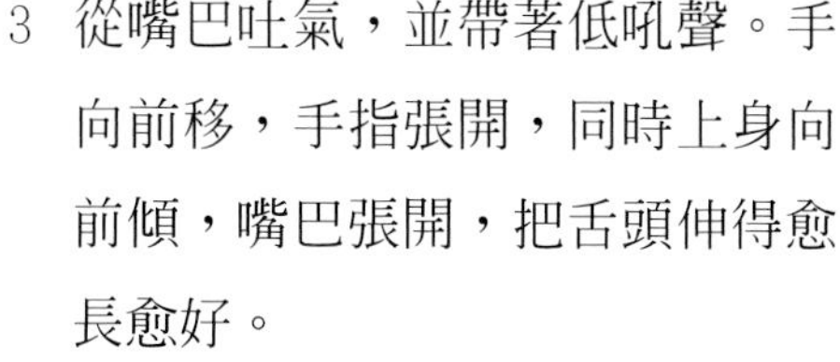

3 從嘴巴吐氣，並帶著低吼聲。手向前移，手指張開，同時上身向前傾，嘴巴張開，把舌頭伸得愈長愈好。

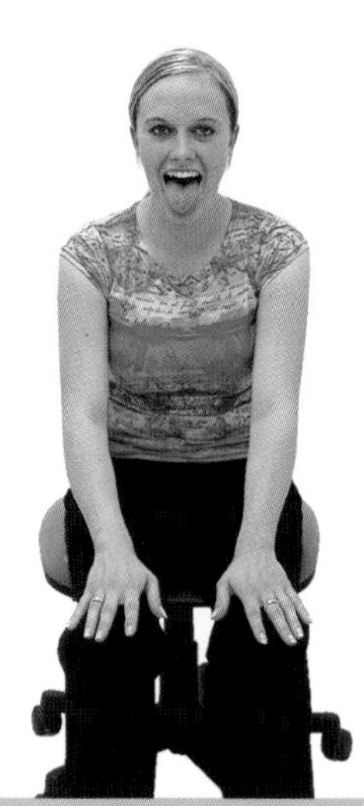

4 當你伸出舌頭的同時，眼睛盡可能地張大，氣吐完之後，再停頓一會兒。

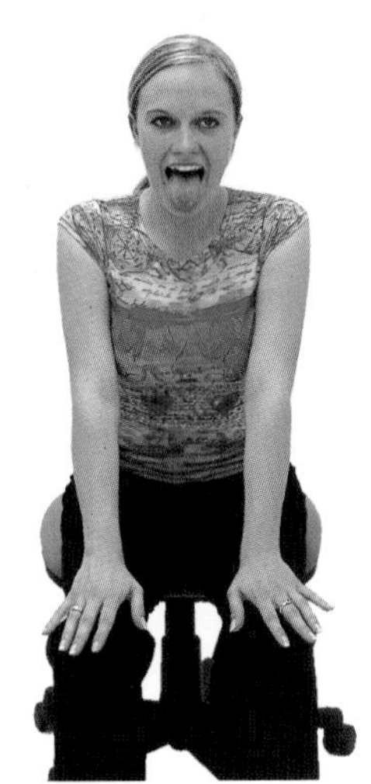

5 吸氣，回到原來的姿勢。

重覆兩次。

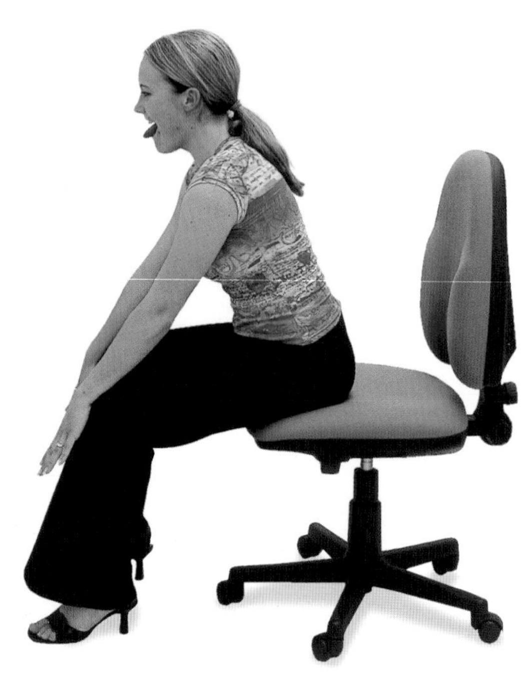

獅子功的側面圖

呼吸

Breathing

呼吸

你是否曾因趕著截稿或太認眞工作，導致忘了呼吸？等到你終於完成工作，或暫時鬆了一口氣時，你會發現自己的肺部幾乎停止運作，而需要立刻大口吸氣。

由於太害怕事情做不完，而把呼吸停住，這種狀況的發生眞是令人想不透。正確的呼吸就像其他正確的姿勢一樣，似乎也隨著我們的成長過程，漸漸被遺忘。我們的呼吸作用，慢慢地退回到肺的上層，就好像我們雖然擁有寬廣的房子，卻從來不去住，反而窩在閣樓一樣。

就跟脊椎一樣，我們也必須花時間去了解肺的作用，並找出自己的呼吸方法，然後你才能改變錯誤的呼吸習慣。

你的呼吸方法

前面提到，骨盆對正確姿勢是很重要的。同樣地，横隔膜對正確呼吸也相當重要。

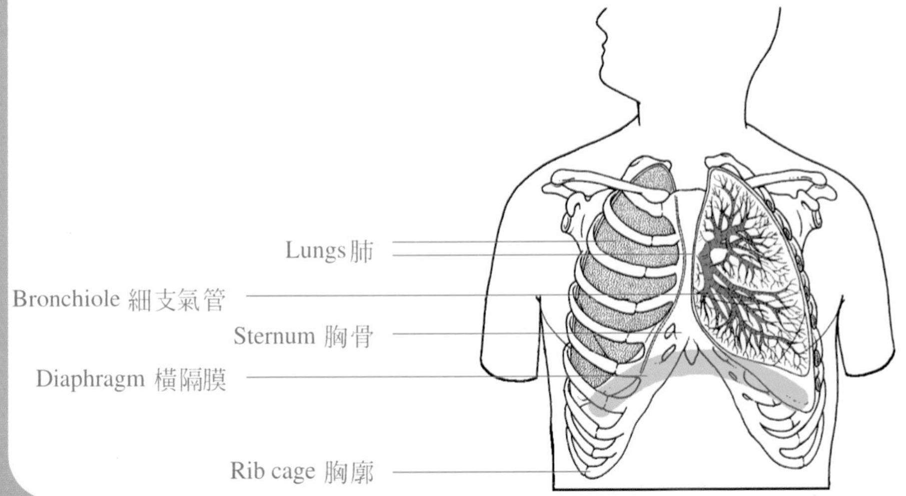

正確呼吸的好處

- 可為身體提供更多的氧氣，以維持正常功能。
- 可將身體活動所產生的廢物——二氧化碳排出。
- 消除緊張，放鬆身體。
- 讓頭腦沉澱，心境平和。
- 提高專注力。
- 回復身心活力。
- 促進血液循環。
- 讓你更有活力，氣色更好——呼吸方法錯誤的人（或吸煙者）通常看起來臉拉得長長的，而且氣色很差。
- 增強免疫系統，增進身體健康。
- 增加肺活量。

橫隔膜是一塊半圓形的大肌肉（如上一頁圖中標示粉紅色的部分），將身體分成兩個部分，上面是心臟和肺臟，下面是其他的主要器官，如：肝、胃、腎臟等。

當我們吸氣時，肺會像氣球一樣地漲起來，它藉由將肋骨向外及向上推，讓氣體充滿胸腔的空間，由於肺的擴張，橫隔膜此時也會被往下推。當我們吐氣時，肺也會像洩氣的氣球一樣地縮小，肋骨會回到原來的位置，橫隔膜也會回復原位。

要做正確的呼吸，就要隨時記住橫隔膜所扮演的角色。為了讓橫隔膜移動，你務必要將氧氣吸到肺部最低的位置，這樣才能將橫隔膜往下推。如果你只將氧氣吸到肺的中間部位，你的胸腔只會出，而不會讓橫隔膜移動。這樣只是看起來像在呼吸一樣。

你採用哪種方式呼吸？

以下有一些簡單的測試方法，可以幫你找出你的呼吸方式——你可能想都沒想過竟會有這麼多不同的方法！這些方法最好在自己家裡做，因爲必須要躺著做。

胸式呼吸：平躺，一隻手放在上胸腔，另一隻手放在肚子。呼吸，然後注意手部的動靜。如果放在上胸腔的手在動，而肚子上的手沒動，那表示你是屬於胸腔呼吸。此外，雙手上下起伏的幅度也很重要，如果起伏不大，就表示有呼吸不足的狀況，所以你必須讓更多的空氣進入肺部。

淺式呼吸：平躺，手放在身體兩側，輕靠在肋骨的下半部。當你吸氣時，應該會感覺到肋骨膨脹起來；當你吐氣時，會感覺到肋骨回到原位。如果你的肋骨都沒有在動，那就表示你的呼吸太淺了。

過度換氣：全身放輕鬆，以正常的速度自然呼吸。數自己吐氣的時間，再來比較吸氣的時間。吐氣應該要比吸氣稍微長一點，如果不是這樣的話，那就表示你是屬於過度換氣型。

第二種測驗是縮短你的吸氣時間，如果這樣做會讓你感到不適，那也表示你的呼吸方式是過度換氣型的。換氣太過度，會使肺部的二氧化碳無法排出。

呼吸暫停：爲了測出你是否在吸氣之後停住呼吸，你得特別注意你在吸完氣和開始吐氣之間的這個瞬間。呼吸暫停有點像是卡住的感覺，而且要開始吐氣時，會有點不順，好像你不願意讓肺部的氣體排出去似的，這是一種很常見的呼吸問題。

顛倒式呼吸：這種狀況是指橫隔膜運動的方向錯誤：吐氣時，橫隔膜往上；而吸氣時，橫隔膜往下。平躺，把手放在腹部。當你吐氣時，肚子應該會慢慢扁下去；吸氣時，肚子會緩緩脹起。如果你是相反的，那你就屬於顛倒式的呼吸。運動時，試試檢查你的呼吸方向。

嘴巴呼吸：你呼吸是否用嘴巴，而不是用鼻子？如果是，那你就屬於嘴巴呼吸。

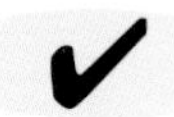

呼吸運動的好處

- 可將肺部完全淨空，排掉污濁氣體。
- 降低一氧化碳
- 對患有氣喘症和支氣管炎者很有幫助
- 治療焦慮
- 淨化神經
- 幫助睡眠
- 放鬆神經系統
- 幫助消化，保健肝臟

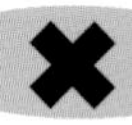

以下情況不宜做呼吸運動

- 血壓不正常
- 心臟有問題
- 氣候太熱或太冷

改變你的呼吸習慣

你應該練習完整的呼吸方式，這樣可以讓你對正確的呼吸有概念；正如錯誤的姿勢一樣，一旦你知道錯誤的呼吸方式爲何，你會隨時叮嚀自己要改正。

爲了讓你能呼吸完全，首先你必須能感覺出空氣進入肺部區域。我們一開始練習，可以分三個區域將空氣引入肺部：下層、中層和上層。如果你能做到，你就會發現完整的呼吸一點都不難。

練習呼吸

1 兩手掌平行放在肚臍上方，兩手的手指互相碰觸。深深吸一口氣，讓空氣進入到手放著的位置，此時橫隔膜會下移，腹部會緩緩突出，你會感覺到你兩邊的手往外移，手指無法彼此碰觸到。

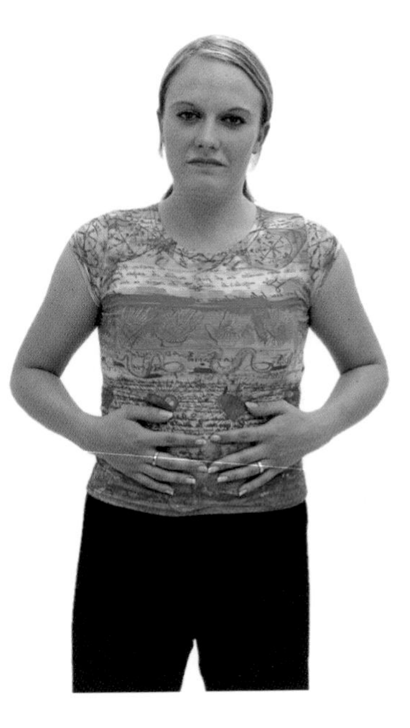

吐氣時，橫隔膜回到原位，腹部也會縮回，你兩邊的手指就會再度碰觸在一起。繼續呼吸，讓自己熟悉這種下肺部或腹式呼吸方式。

2 兩手掌放在胸部下方的身體兩側，指尖向內，讓手可以摸得到自己的胸廓。深深吸一口氣，讓空氣進入到手放著的位置，你可以感覺到兩邊的手被往外推。

吐氣時，手回到原位。繼續呼吸，讓自己熟悉這種中肺部的呼吸方式。

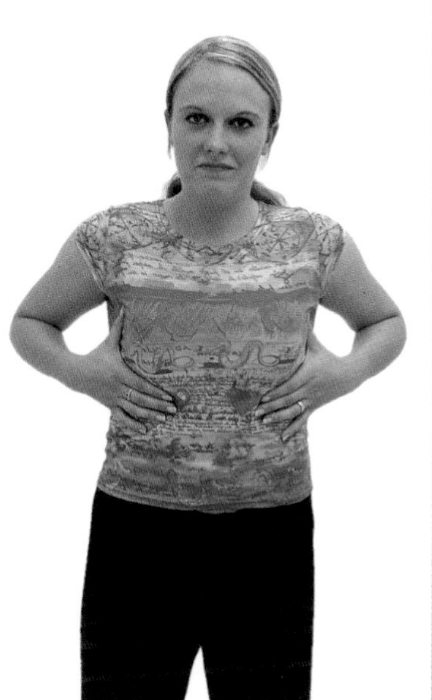

3 兩手掌置於肩膀上方，掌心朝下，深深吸氣，把空氣引導到手的位置。當你的肺部往肩膀後擴張時，看看你是否能感覺到肩膀微微起伏。

繼續這樣呼吸，讓自己熟悉這種上肺部的呼吸方式。

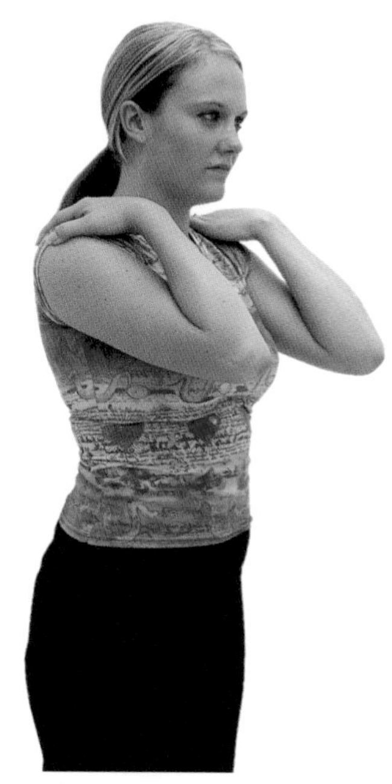

完全呼吸

這個練習要站著、坐著或躺著做都可以。如果要你坐著做，脊椎務必要挺直，肩膀放鬆、自然下垂（見第21頁正確的坐姿）。

1 首先輕輕地將腹部肌肉內縮，以使肺部內的氣體擠出，讓肺部清空。

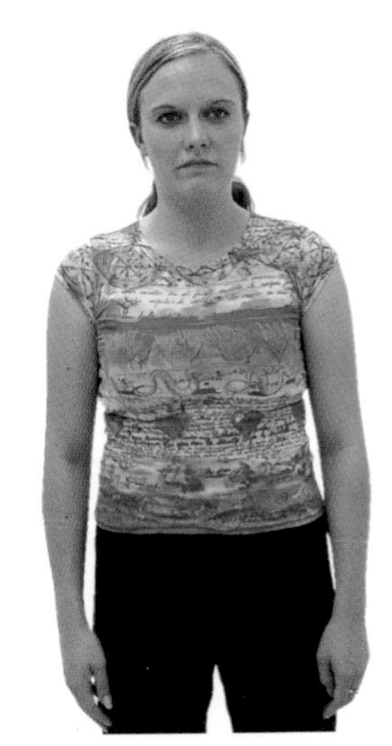

2 放鬆腹部肌肉，開始緩緩地深吸一口氣，感覺氣體充滿下肺部。

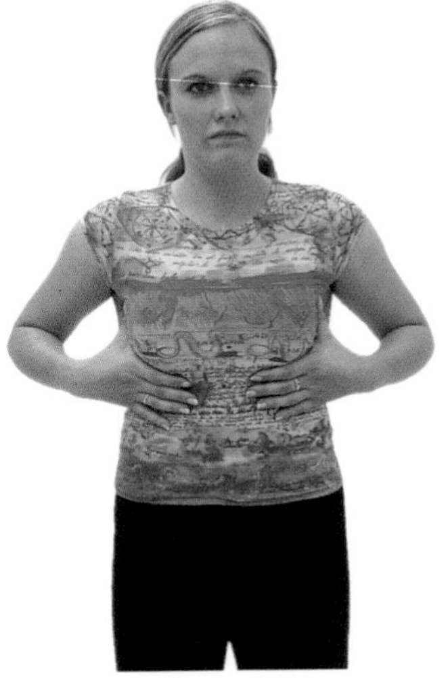

3 接著再讓氣體充滿中肺部，你會感覺得到肋骨向外擴張。不妨把手放在胸廓兩邊，去感覺肋骨位置的移動。

你絕對想不到肺部可以擴張到多大！你逐漸了解這些流程之後，可以緩慢而規律地呼吸，吐氣的時間應該比吸氣的時間稍長。

4 最後，讓氣體充滿上肺部，也就是鎖骨下方、肩膀上方的部位。

5 吸氣完畢後，閉氣一下子，然後再緩緩將肺部氣體吐出。試試看用顛倒的方式吐氣：先吐出上肺部的氣，然後是中肺部，再來是下肺部，最後將腹部內縮，把最底下的氣體擠出去。

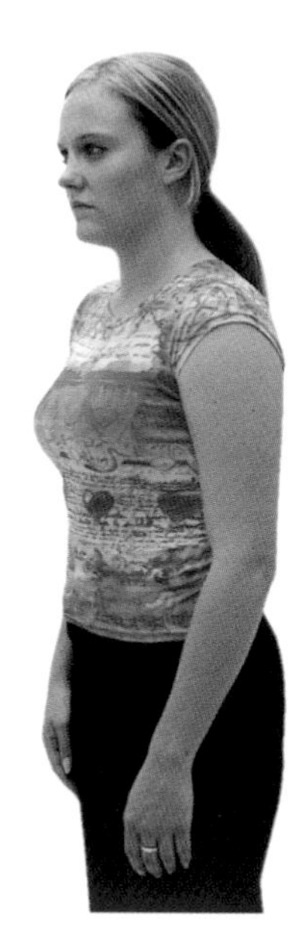

Tip要訣

想像一個玻璃杯，你如果把水倒進去，一定是先填滿底層，然後中層，再來是上層。把水倒出來時，上層的水會先倒出，然後是中層，最後是下層。你的肺也是同樣的道理：把肺當成是玻璃杯，把空氣當做水。

淨化呼吸或劈木呼吸

坐著或站著都可以，這個運動可幫助消除怒氣。

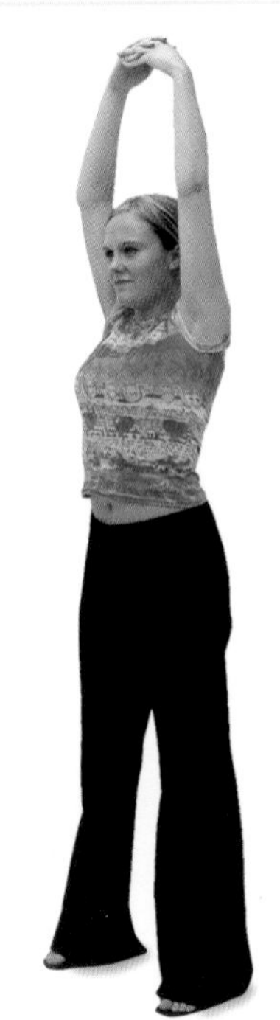

1 站立，兩腳打開約臀部寬度。手臂舉高到頭頂，兩手手指交叉相扣。

2 上身向前彎，用嘴巴將氣吐出，同時發出「哈」聲。手臂在腿間來回搖動，好像在砍木頭一樣；同時膝蓋微彎，腹部肌肉內縮，將下肺部的氣體擠出。

3 身體站直，同時用鼻子深深吸氣。手臂回到頭頂，但膝蓋仍微彎，以保護腰部。

重覆三次。每次做的時候，去感覺肺部的濁氣排出去，並吸了新鮮的空氣進來。

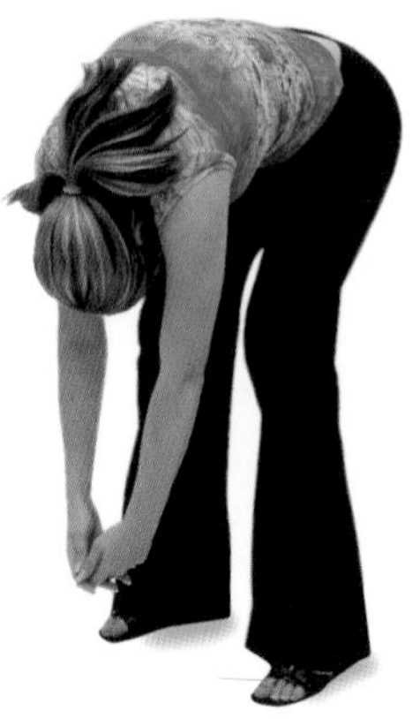

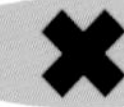

高血壓患者不宜做這個運動。

鼻孔換邊呼吸

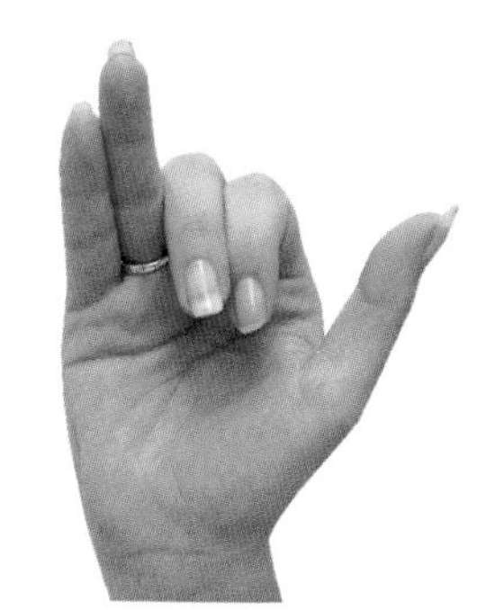

1 脊椎挺直，舒適地坐著。

2 右手伸起，將食指和中指彎曲，其三指伸直。

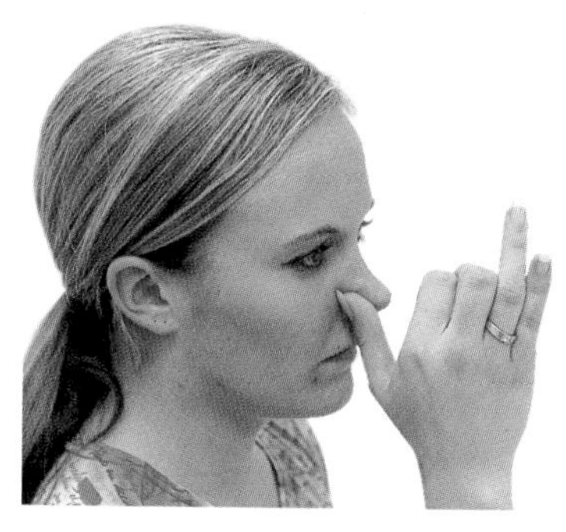

3 用拇指壓住右邊鼻孔，然後以左邊鼻孔深而緩地吸氣。

4 用無名指和小指壓住左邊鼻孔，然後以右邊鼻孔吐氣。停頓一下子，然後再同樣用右邊鼻孔吸氣。

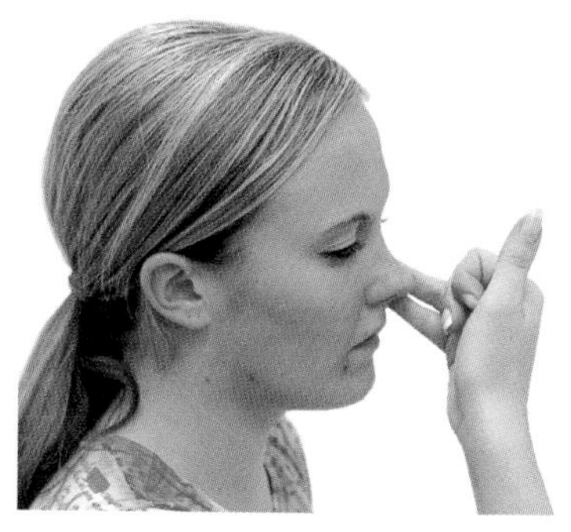

5 將右邊鼻孔壓住，以左邊吐氣。

這樣做完算是一遍。然後再重覆，從左邊鼻孔吸氣。

總共做三遍。

冷空氣呼吸

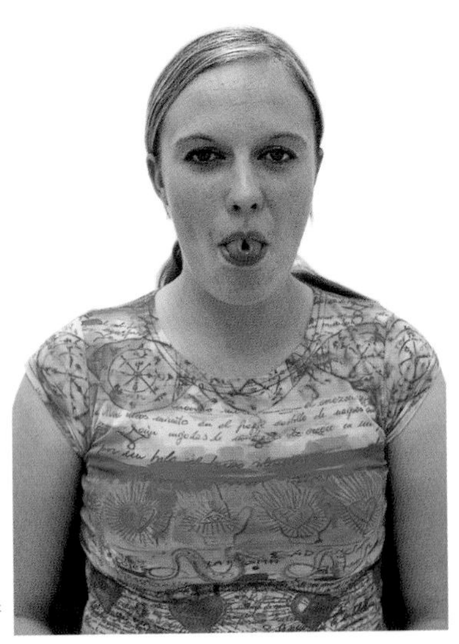

1 先正常呼吸。

2 舌頭伸出，捲成管狀。

3 經由捲曲的舌頭緩緩吸氣，你可以感覺到經過舌頭的空氣是冷的。

4 將舌頭縮回，嘴巴合起來。

5 由鼻子緩緩吐氣。

再多做幾次。

注意：並非人人都可以將舌頭捲起，這是基因問題。

影響呼吸的各種狀況

了解了呼吸對健康的重要性之後，你就能在不同狀況下，隨時注意你的呼吸。你知道什麼是正確的呼吸方式，也知道錯誤的呼吸方式會影響到哪些問題，這樣，就算在情緒不好的狀況下，你也會更懂得控制呼吸；而在高興的狀況下，你也能更加提升呼吸品質。以下是各種不同的身心狀態和呼吸的關係。

在各種情緒狀態下的呼吸方式

- **恐慌和害怕**：會使你呼吸又快又淺，甚至變成喘氣，氣息沒有規律。
- **憤怒**：會讓你呼吸急促。
- **運動**：會使你的呼吸快速又深入，身體有了充足的氧氣，肌肉就能獲得足夠的燃料。
- **心滿意足**：使你的呼吸平順緩慢。

下次你發現自己處於以上狀況時，記得停下來注意一下你的呼吸受到什麼影響，然後你就能採取適當的步驟，來解決或改善這種狀況。

瑜珈有好幾種呼吸方法可供練習，不過要練習這些方法最好是有專業瑜珈師指導。如果你在練習呼吸方法時，遇到任何問題，則必須停止練習，先去請教專業指導老師。

釋放你的能量

Unblocking your energy

釋放你的能量

你是否曾經有疲憊、懶散、心情低落的感覺？若有，那你需要讓精神振奮一下，所以我們需要瑜珈的幫忙。

一般認爲，我們的身體內並非只有血液、骨骼和肌肉，其實還有一種物質，叫做能量（prana）。能量經由網絡狀的氣脈通往全身，其中最大的通道就在脊椎裡，這也就是爲什麼我們一再強調要注重脊椎的健康靈活。另外，呼吸對於能量穩健地運行全身也佔了很重要的地位。

脊椎裡存在著能量中心，或稱爲脈輪（chakras），可幫助能量向上流動，並輸送到全身各處。我們全身共有七個能量中心，每一個都有相對應的顏色，而且也有相對應影響的身心健康狀態。如果水管不通，會讓你家造成大災難；同樣地，你的氣脈若不通，也會對你的健康造成很大的問題。

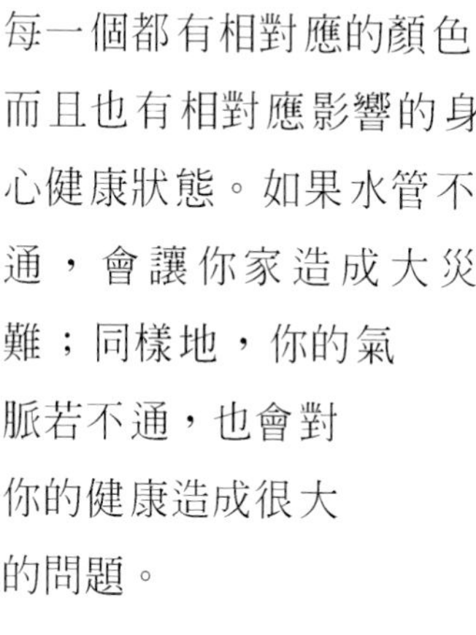

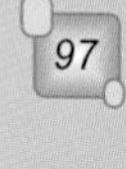

位置：頂部
顏色：白色／紫色
影響：松果體
代表：開悟、喜樂
若不協調會導致：精神方面的問題

位置：眉心（第三眼）
顏色：靛藍色
影響：腦下垂體、神經系統
代表：直覺、智慧
若不協調會導致：竇炎或眼睛問題

位置：喉嚨
顏色：淡藍色
影響：甲狀腺、喉嚨和肺
代表：高等知識、學習
若不協調會導致：喉嚨痛、溝通困難

位置：胸口（心臟）
顏色：綠色
影響：心臟、血液循環
代表：愛、慈悲、情緒
若不協調會導致：免疫系統和心臟問題、缺乏同情心

位置：肚臍（太陽神經叢）
顏色：黃色
影響：消化系統
代表：意志力、自我意識
若不協調會導致：憤怒或被欺騙的感覺

位置：生殖系統
顏色：橘色
影響：繁殖、發育
代表：發育、保護
若不協調會導致：情緒問題或性的問題

位置：脊椎底部（肛門）
顏色：紅色
影響：排毒過程
代表：體能、穩定力
若不協調會導致：偏執、貪婪、戀物癖

平衡你的能量中心

- 你可以將注意力依次放在各個能量中心，以達到能量中心的平衡。做的時候，要觀想能量中心發出特定顏色的光芒。
- 當你感覺心情不好時，你可以去找出你的哪個能量中心需要再充電，然後就專注在那個脈輪上。另外，穿上該脈輪代表顏色的衣服，也可以補充能量；但並不需要穿上藏在衣櫥裡的那套紫色伴娘服，只要圍個圍巾，戴個帽子，甚至穿條燈籠褲也行。
- 運動一下受到窒礙的脊椎部位。如果是部位較低的脈輪不活躍，就運動一下你的骨盆。如果是中間的脈輪（黃色）不活躍，就要將氣呼吸到肺部最底層；如果是上方的脈輪不活躍，就多做做肩頸部位的運動，如果是頂輪不活躍，則觀想一片黃金光芒籠罩著你的頭和肩膀。

接下來，雙手摩掌，使掌心發熱，然後蓋住眼睛（如第68頁的「手掌蓋眼」運動）。這樣可以將能量中心封住，以避免受到負面能量的侵擾。你感覺到你周圍存在著很多負面能量了嗎？

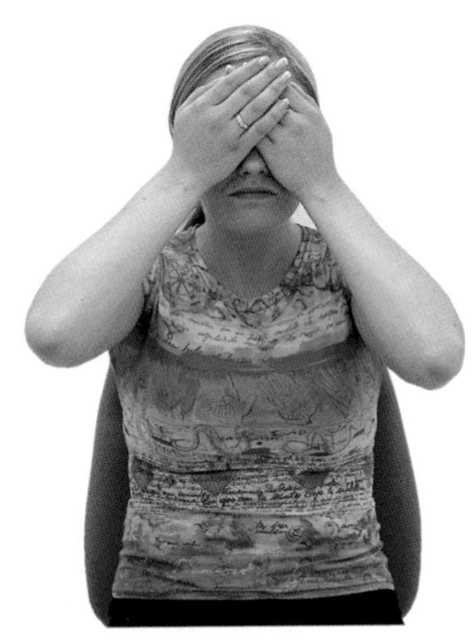

凌亂的桌面會消耗你的能量嗎？

能量並不是一直存在在你的體內，它也會在我們周圍流動。根據風水的說法，我們必須讓能量自由地流動，否則它會阻塞不通，讓你全身不對勁。大家都知道，廢物清除掉之後，會使我們感覺神清氣爽，做起事來也更有活力。

不幸的是，現代科技意謂著創造更多忙碌與混亂。檢查看看你的電腦是否需要清一清了，你是否有一大堆電子郵件應該刪除了？試著養成立即清除的好習慣，否則你的電子資訊也會凌亂無序，就像我一樣，為了找出一封之前別人寄來的信，結果得浪費很多時間，從上百封信件中一一檢閱。

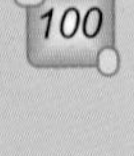

創造一個能量充沛的環境

- 把桌面清乾淨：將每樣東西放在固定的位置，這樣下次才能立刻找到。
- 養成立即處理的習慣：文件一來就立刻處理，才不需要碰到這份文件兩次。這樣可避免被工作纏身，甚至還會忘記處理。
- 妥善管理你的電腦磁片：將磁片分門別類妥善保存，下次如果需要時，就不會浪費時間在無止盡地搜尋。
- 照顧你的盆栽：一盆枯萎的植物最會讓你的能量消損，因為它就在那裡不斷地提醒你沒盡到照料的責任。
- 穿著寬鬆舒適的衣物：束縛的衣服和鞋子會損耗你的能量。

可增強能量的飲食

- 每天三餐規律：體格壯碩型的人消化慢，早餐要清淡。
- 飲食不過量：每餐只要吃七、八分飽；不過最困難的地方在於如何拿捏。
- 正餐之外不要吃點心：如果你真的需要吃點東西，那就吃健康的食物，像是水果或堅果。
- 盡量避免喝過量的茶和咖啡。
- 喝足夠的水：每天要喝兩公升的水；除非你的體格壯碩，不需要水來潤滑，也喝不了那麼多水。
- 多吃新鮮、天然的食物（能量較高的食物）：任何食物只要煮太久或放太久，能量都會消失，因此最好是吃當令的食物。
- 多吃有機食物，尤其是肉。
- 盡量少吃糖和精製食物。
- 飲酒要節制。
- 食物要完全咀嚼，才能吸取精華的部份，並幫助消化。
- 吃飯要專心：不要邊吃飯邊工作，或看電視或看書。專心吃飯，放鬆心情，感覺食物進入你的嘴巴。把咀嚼食物當做是一種冥想。
- 不要吃太油膩的食物。

你的飲食會消耗你的能量嗎？

瑜珈是講究健康平衡的生活，當然也包括了你所吃進去的食物。要知道你應該吃什麼食物，你必須先知道你的的體質，才能找出適合的食物。

不幸的是，當你在狀況不佳時想吃的東西，恐怕是對你有害的食物！

不管你適合哪一種類型的食物，前一頁的「可增強能量的食物」皆適用。不過，知道是一回事，最重要的是要去遵循。但只要你堅持下去，並且至少知道你應該怎麼做，在你的生活習慣偏差時，你就會有能力隨時把自己拉回到瑜珈正途。

尾聲

瑜珈最大的好處，在於它不侷限於上班時間，它是生活的一部分。雖然書本中已盡可能地說明各種運動之間的差異，但仍建議實地去上課最好。

一天二十四小時使用本書

建議每天定時做的運動

以下建議可幫助你應付特殊狀況，並讓你在一天二十四小時都能從本書獲得利益：

上班之前

打鍵盤前的手部舒筋運動（55頁）

長時間坐著之後

腿部伸展（62頁）

腳踝旋轉運動（64頁）

長時間敲打鍵盤之後

手部和手腕運動之一（51頁）

手部和手腕運動之二（52頁）

扭球運動（53頁）

盯著電腦工作一段時間之後

手掌蓋眼（68頁）

眼部上下運動（69頁）

眼部左右運動（69頁）

眼部繞圈運動（69頁）

眼部對角線運動（70頁）

專注工作一段時間之後

頭部上下擺動（40頁）

頭部左右擺動（41頁）

頭部側彎（42頁）

頭部轉圈（43頁）

肩膀繞圈（44頁）

長時間趴在桌上埋首工作

擴胸運動（28-29頁）

肩胛骨運動（30頁）

牛臉式（32-33頁）

肩膀僵硬

手臂向前拉（24頁）

手臂向下拉（24頁）

向左右伸展（25頁）

上臂伸展（26頁）

上臂伸展扭轉（26頁）

肩胛骨運動（30頁）

牛臉式（32-33頁）

眼睛乾澀

眼睛淨化（74頁）

手掌蓋眼（68頁）

耳機戴太久

鍛鍊你的耳朵（75頁）

需要冷靜定下心時

完全呼吸（90-91頁）

鼻孔換邊呼吸（93頁）

憤怒之後要讓心情平復

淨化呼吸或劈木呼吸（92頁）

需要增強活力

利用椅子做肢體扭轉（34頁）

坐姿前彎（37頁）

昨晚累壞了，今天一大早要做的運動

拉髮（80頁）

頭部按摩（79頁）

在通風不良的環境下工作

鍛鍊你的鼻子（76-77頁）

如果你臉色不好、疲勞過度

獅子功（81-82頁）

臉部按摩（79頁）

感冒、喉嚨痛

獅子功（81-82頁）

感覺緊張、有壓力

頭部按摩（79頁）

完全呼吸（90-91頁）

感覺驚慌、焦慮

腰部伸展（27頁）

坐姿前彎（37頁）

鼻孔換邊呼吸（93頁）

索引

9 to 5 yoga

9 to 5 yoga

辦公室也能做瑜珈 － 上班族的舒壓活力操

作　　者：卡洛琳・斯瑪特 (Caroline Smart)
譯　　者：李怡萍

發 行 人：林敬彬
主　　編：楊安瑜
編　　輯：杜韻如
内頁編排：洸譜創意設計
封面設計：洸譜創意設計
出　　版：大都會文化　行政院新聞局北市業字第89號
發　　行：大都會文化事業有限公司
110台北市信義區基隆路一段432號4樓之9
讀者服務專線：（02）27235216
讀者服務傳真：（02）27235220
電子郵件信箱：metro@ms21.hinet.net
網　　　　址：www.metrobook.com.tw

郵政劃撥：14050529　大都會文化事業有限公司
出版日期：2006年5月初版一刷
定　　價：200元
I S B N ：986-7651-69-3
書　　號：Master-012

Metropolitan Culture Enterprise Co., Ltd.
4F-9, Double Hero Bldg., 432, Keelung Rd., Sec. 1,
Taipei 110, Taiwan
Tel:+886-2-2723-5216　Fax:+886-2-2723-5220
E-mail:metro@ms21.hinet.net
Web-site:www.metrobook.com.tw

First published in 2004 by New Holland Publishers (UK) Ltd

國家圖書館出版品預行編目資料

辦公室也能做瑜珈：上班族的舒壓活力操
卡洛琳・斯瑪特（Caroline Smart）著
──初版.──臺北市：大都會文化, 2006[民95]
面：　公分.──（Master；12）
含索引
譯自：Nine 2 five yoga
ISBN 986-7651-69-3(平裝)
1.瑜珈
411.7　　　95003852

大都會文化
METROPOLITAN CULTURE

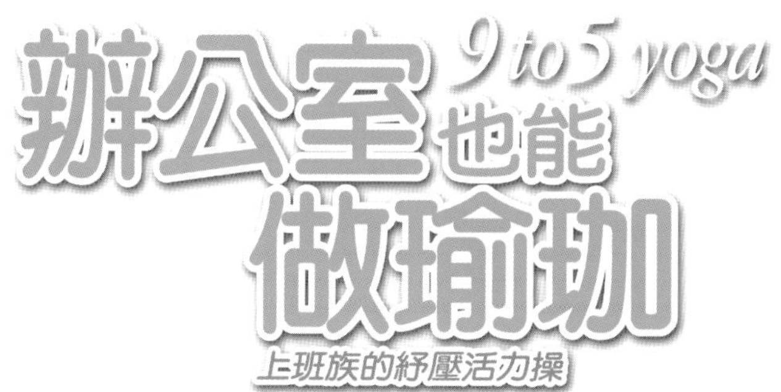
9 to 5 yoga
辦公室也能
做瑜珈
上班族的紓壓活力操

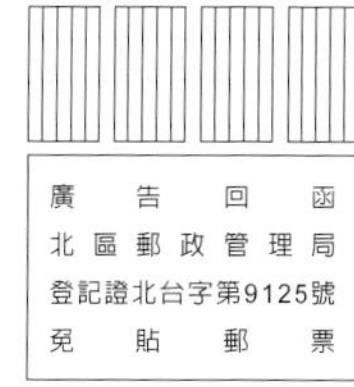

廣　告　回　函
北區郵政管理局
登記證北台字第9125號
免　貼　郵　票

大都會文化事業有限公司

讀　者　服　務　部　　收

110台北市基隆路一段432號4樓之9

寄回這張服務卡〔免貼郵票〕
您可以：
◎不定期收到最新出版訊息
◎參加各項回饋優惠活動

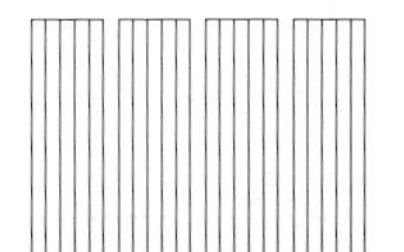

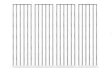

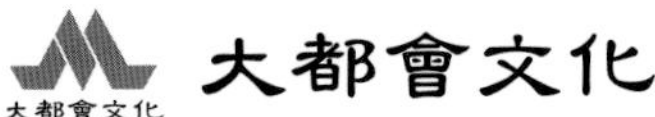

讀者服務卡

書名：**辦公室也能做瑜珈－上班族的舒壓活力操**

謝謝您選擇了這本書！期待您的支持與建議，讓我們能有更多聯繫與互動的機會。
日後您將可不定期收到本公司的新書資訊及特惠活動訊息。

A. 您在何時購得本書：______年______月______日

B. 您在何處購得本書：____________書店，位於____________(市、縣)

C. 您從哪裡得知本書的消息：
1.□書店 2.□報章雜誌 3.□電台活動 4.□網路資訊
5.□書籤宣傳品等 6.□親友介紹 7.□書評 8.□其他

D. 您購買本書的動機：（可複選）
1.□對主題或內容感興趣 2.□工作需要 3.□生活需要
4.□自我進修 5.□內容為流行熱門話題 6.□其他

E. 您最喜歡本書的：（可複選）
1.□內容題材 2.□字體大小 3.□翻譯文筆 4.□封面 5.□編排方式 6.□其他

F. 您認為本書的封面：1.□非常出色 2.□普通 3.□毫不起眼 4.□其他

G. 您認為本書的編排：1.□非常出色 2.□普通 3.□毫不起眼 4.□其他

H. 您通常以哪些方式購書：(可複選)
1.□逛書店 2.□書展 3.□劃撥郵購 4.□團體訂購 5.□網路購書 6.□其他

I. 您希望我們出版哪類書籍：（可複選）
1.□旅遊 2.□流行文化 3.□生活休閒 4.□美容保養 5.□散文小品
6.□科學新知 7.□藝術音樂 8.□致富理財 9.□工商企管 10.□科幻推理
11.□史哲類 12.□勵志傳記 13.□電影小說 14.□語言學習（_____語）
15.□幽默諧趣 16.□其他

J. 您對本書(系)的建議：

K. 您對本出版社的建議：

讀者小檔案

姓名：______________性別：□男 □女 生日：____年____月____日
年齡：1.□20歲以下 2.□21─30歲 3.□31─50歲 4.□51歲以上
職業：1.□學生 2.□軍公教 3.□大眾傳播 4.□服務業 5.□金融業 6.□製造業
7.□資訊業 8.□自由業 9.□家管 10.□退休 11.□其他
學歷：□國小或以下 □國中 □高中／高職 □大學／大專 □研究所以上
通訊地址：______________________________
電話：（H）______________（O）______________ 傳真：____________
行動電話：______________ E-Mail：____________________

◎謝謝您購買本書，也歡迎您加入我們的會員，請上大都會文化網站 www.metrobook.com.tw 登錄您的資料，您將會不定期收到最新圖書優惠資訊及電子報。

大都會文化
METROPOLITAN CULTURE

大都會文化
METROPOLITAN CULTURE